Aamir Al-Mosawi

O meu percurso académico: Legado de conhecimento e influência

Aamir Al-Mosawi

O meu percurso académico: Legado de conhecimento e influência

ScienciaScripts

Imprint
Any brand names and product names mentioned in this book are subject to trademark, brand or patent protection and are trademarks or registered trademarks of their respective holders. The use of brand names, product names, common names, trade names, product descriptions etc. even without a particular marking in this work is in no way to be construed to mean that such names may be regarded as unrestricted in respect of trademark and brand protection legislation and could thus be used by anyone.

Cover image: www.ingimage.com

This book is a translation from the original published under ISBN 978-620-7-80666-9.

Publisher:
Sciencia Scripts
is a trademark of
Dodo Books Indian Ocean Ltd. and OmniScriptum S.R.L publishing group

120 High Road, East Finchley, London, N2 9ED, United Kingdom
Str. Armeneasca 28/1, office 1, Chisinau MD-2012, Republic of Moldova, Europe
Managing Directors: Ieva Konstantinova, Victoria Ursu
info@omniscriptum.com

Printed at: see last page
ISBN: 978-620-7-92688-6

O meu percurso académico: Legado de conhecimento e influência

Aamir Jalal Al-Mosawi
Médico conselheiro e formador especializado
Cidade Médica de Bagdade e Ministério da Saúde do Iraque Bagdade,
Iraque E-mail: almosawiaj@yahoo.com

RESUMO

Antecedentes: Historicamente, os pediatras iraquianos têm enfrentado desafios devido à turbulência política e às restrições académicas, o que limita a sua contribuição para as comunidades científicas internacionais.

Pouco se sabe sobre as contribuições dos pediatras iraquianos para as comunidades científicas internacionais em vários domínios académicos e clínicos, tais como conferências científicas, funções editoriais, cursos de formação, livros e inovações clínicas.

Metodologia: Este estudo utiliza uma abordagem multifacetada para explorar os contributos dos pediatras iraquianos na cena mundial em vários domínios académicos e clínicos. Examina de forma abrangente o impacto dos pediatras iraquianos nas comunidades científicas globais. Através de uma análise meticulosa de comunicações em conferências, funções editoriais, cursos de medicina acreditados, publicações de livros académicos, inovações na investigação clínica, contribuição para o diagnóstico e tratamento de doentes internacionais e classificações internacionais.

Resultados: A abordagem multifacetada utilizada neste estudo identificou realizações significativas dos pediatras iraquianos na divulgação de conhecimentos médicos a nível mundial. Através de apresentações em conferências, funções editoriais, cursos de formação médica acreditados, autoria de livros académicos, investigação clínica pioneira e classificações académicas globais. Os pediatras iraquianos foram pioneiros nos avanços dos cuidados de saúde pediátricos, introduzindo novas terapias e relatando doenças anteriormente não documentadas. As suas contribuições estendem-se à liderança editorial em revistas médicas de prestígio, ao ensino médico normalizado no Iraque e à publicação de livros médicos seminais reconhecidos mundialmente. Estas realizações sublinham o seu papel fundamental na melhoria dos cuidados pediátricos em todo o mundo e solidificam a sua posição como figuras influentes na investigação e educação pediátrica global.

O estudo documentou as realizações de proeminentes pediatras iraquianos, em particular Aamir Jalal Al-Mosawi, no avanço dos cuidados de saúde e da educação pediátrica em todo o mundo. As principais conclusões incluem artigos de conferências seminais que introduzem novos conhecimentos sobre doenças pediátricas, contribuições editoriais extensas para revistas médicas de prestígio, formação médica padronizada através de cursos acreditados, livros médicos aclamados internacionalmente e inovações clínicas pioneiras com implicações globais. O estudo sublinha a profunda influência dos pediatras iraquianos na definição do panorama da investigação e educação pediátrica à escala global.

Conclusões: Apesar dos desafios colocados pela instabilidade política e pelas restrições académicas no Iraque, os pediatras têm-se destacado em vários domínios, tais como apresentações em conferências, funções editoriais em revistas internacionais, cursos de formação acreditados, autoria de livros de medicina, investigação clínica pioneira e avanços éticos nas práticas médicas.

Palavras-chave: Impacto global dos pediatras iraquianos, estudo académico.

INTRODUÇÃO

Os artigos de conferências são fundamentais para a Educação Médica Contínua (EMC) e para a promoção académica em todo o mundo, especialmente os apresentados em conferências internacionais e europeias. Facilitam a divulgação precoce dos resultados da investigação e o feedback académico, abrindo frequentemente caminho a publicações subsequentes em revistas [1-4].

As instituições académicas valorizam cada vez mais a edição de revistas científicas e a participação em conselhos editoriais como indicadores de prestígio académico, essenciais para a obtenção de bolsas e promoções.

Muitos académicos e especialistas, incluindo Adam Chapnick (Figura-1A) , Kim Richard Nossal (Figura-1B) , Susan D'Agostino, Laure Haak, Arthur G. Bedeian (Figura-1C) , David D. Van Fleet (Figura-1D) e Hugh H. Hyman III, têm vindo a sublinhar cada vez mais que a função de editor de revistas científicas e a participação em conselhos editoriais de revistas académicas representam uma medida de respeito e reconhecimento para os académicos e estudiosos. Por conseguinte, consideraram a função de editor de uma revista científica e de membro do conselho editorial como um serviço académico à disciplina que confere aos académicos força científica e académica quando se candidatam a bolsas, promoções e outros reconhecimentos profissionais [5].

A acreditação dos cursos de formação médica garante a adesão a normas científicas, optimizando o tempo e os recursos dos participantes. No Iraque, os cursos acreditados, predominantemente ministrados em inglês, reforçam os avanços profissionais e académicos.

De facto, a acreditação de um curso de formação é o método mais importante que pode garantir a adesão do curso às normas científicas e evitar a perda de tempo dos participantes, bem como o desperdício de recursos durante a formação.

Os cursos de formação médica que são relevantes para as promoções profissionais e académicas devem ser ministrados na língua de ensino das escolas e faculdades de medicina. Por conseguinte, num país como o Iraque, os cursos de formação acreditados são ministrados em inglês. Os cursos de medicina acreditados mais adequados são os que têm os seus conteúdos científicos e metodologias de formação publicados em livros de cursos de formação normalizados [6].

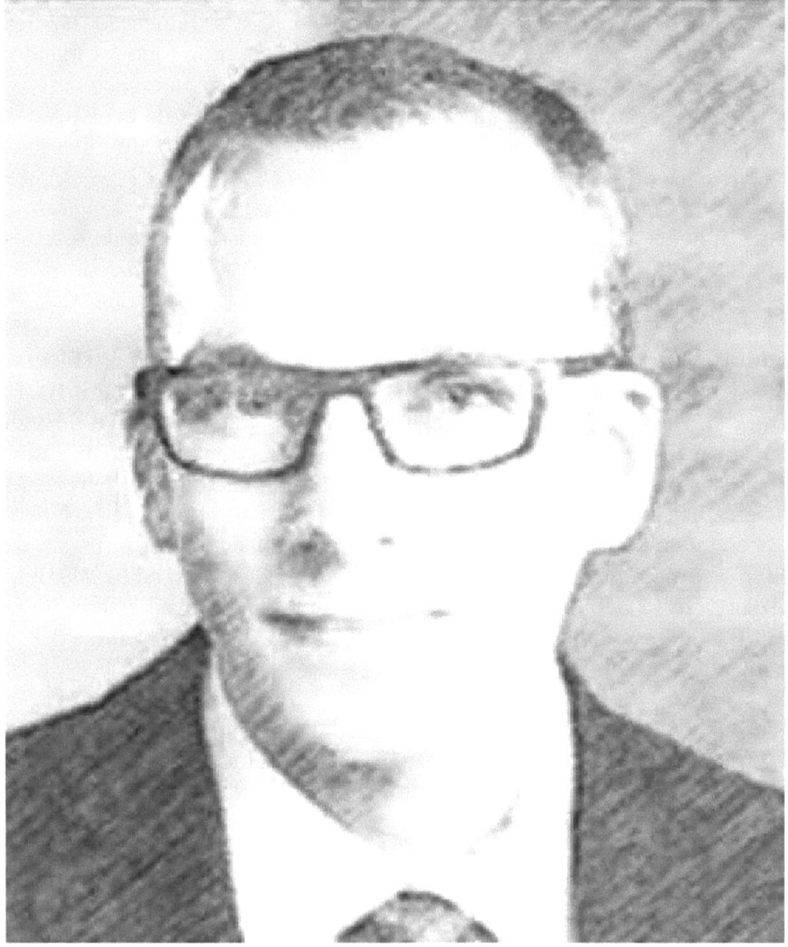

Figura-1A: Adam Chapnick, um académico e especialista canadiano. Editou o International Journal de 2013 a 2015

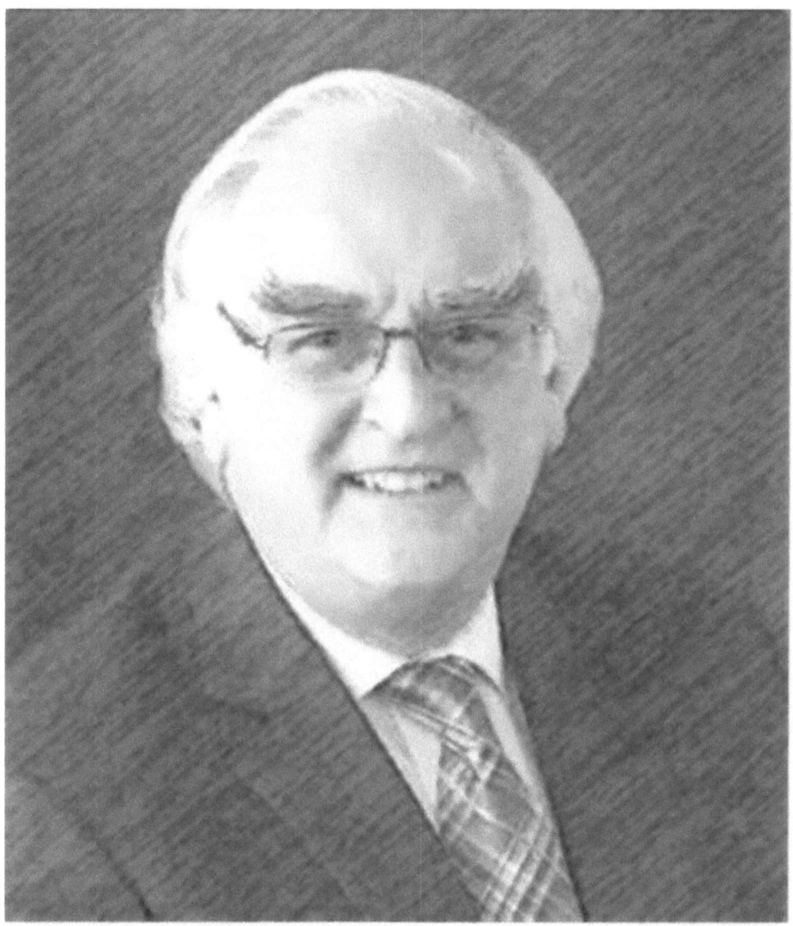

Figura-1B: Kim Richard Nossal, um académico e perito canadiano. Foi editor do International Journal de 1992 a 1997

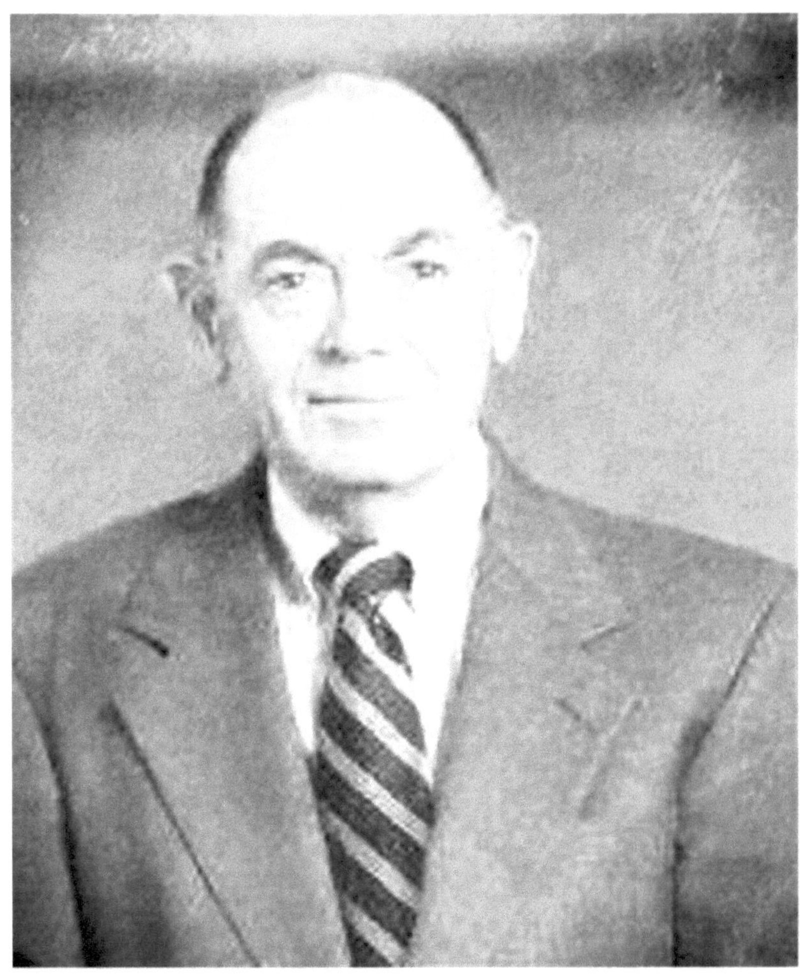

Figura-1C: Arthur G. Bedeian da Universidade Estatal do Louisiana

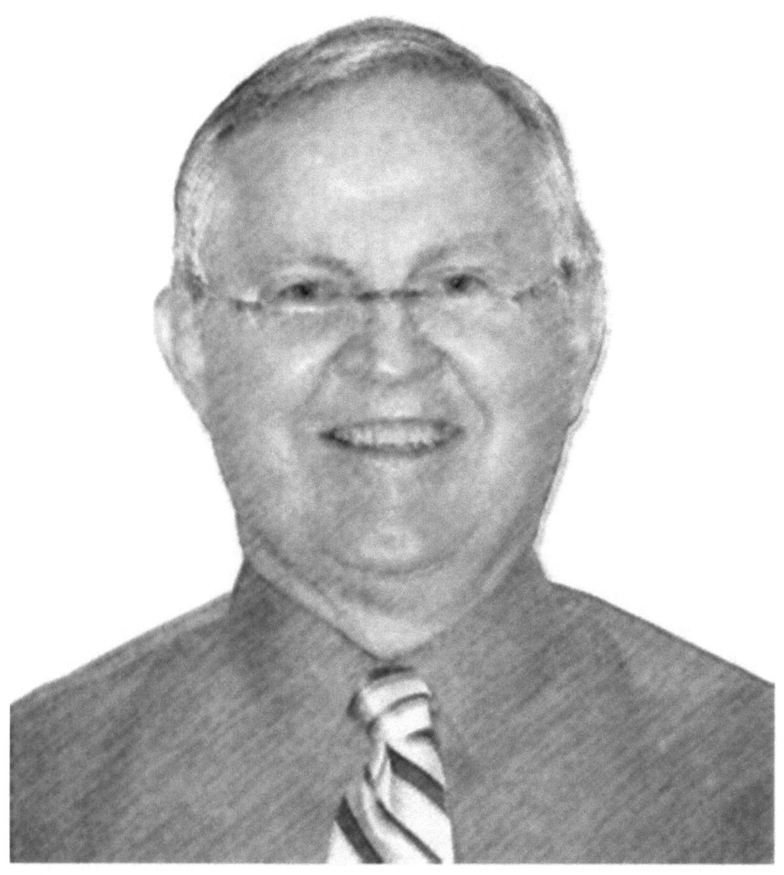

Figura-1D: David D. Van Fleet da Universidade Estatal do Arizona

O valor académico da autoria de livros científicos tem sido recentemente realçado e o seu contributo para o ensino de milhares de leitores, incluindo estudantes, tem sido clarificado. De acordo com Nicky Hayes (Figura-1E) e Robert J. Sternberg (Figura-1F), já nas décadas de 1960 e 1970, a autoria de livros científicos era valorizada por muitas universidades e considerada uma prova de excelência académica.

Recentemente, Bookauthority tem sido considerado o mais importante sítio de recomendações de livros que fornece recomendações de peritos e intelectuais em vários domínios. A Bookauthority identifica e classifica os melhores livros utilizando uma variedade de metodologias. Apresenta apenas os melhores livros [5, 6].

O valor da classificação do Researchgate como ferramenta importante para a avaliação da estatura académica, proeza e produtividade académica dos médicos, bem como para a avaliação da liderança académica, tem sido cada vez mais realçado.

As avaliações bibliométricas têm sido cada vez mais utilizadas para avaliar quantitativa e qualitativamente a produtividade científica/investigação dos líderes académicos em vários domínios da medicina. A utilização da bibliometria para determinar os pioneiros modernos no domínio da medicina tem sido referida [7, 8].

Historicamente, os pediatras iraquianos têm enfrentado desafios devido à turbulência política e às restrições académicas, o que dificulta a sua contribuição para as comunidades científicas internacionais.

Pouco se sabe sobre as contribuições dos pediatras iraquianos para as comunidades científicas internacionais em vários domínios académicos e clínicos, tais como conferências científicas, funções editoriais, cursos de formação, livros e inovações clínicas.

Este estudo tenta explorar o impacto dos pediatras iraquianos na comunidade científica internacional em vários domínios académicos, incluindo conferências, funções editoriais, cursos de formação acreditados, autoria de livros científicos, investigação clínica pioneira e classificações internacionais publicadas e bem documentadas.

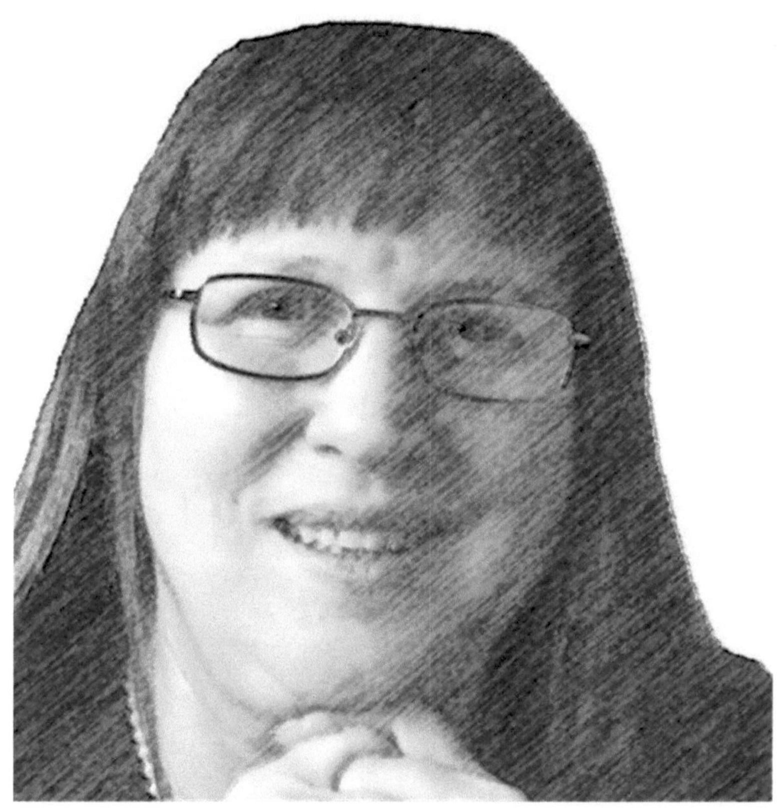

Figura-1E: Nicky Hayes, um educador em psicologia

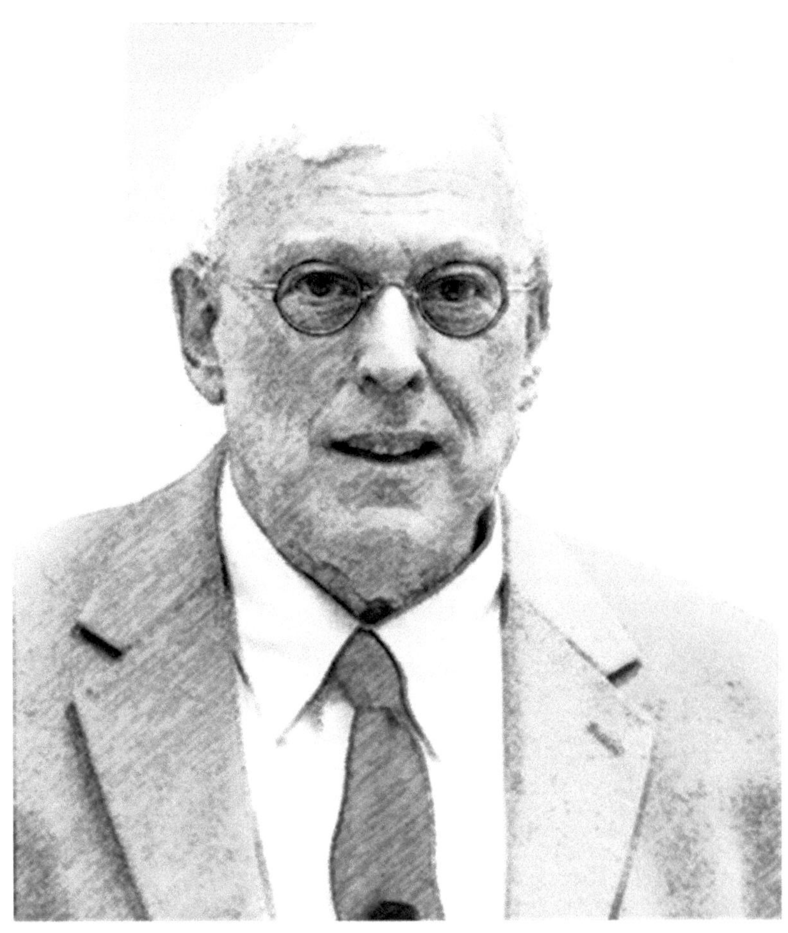

Figura-1F: Robert J. Sternberg, professor de Desenvolvimento Humano na Universidade de Cornell

METODOLOGIA

Este estudo utiliza uma abordagem multifacetada para explorar as contribuições dos pediatras iraquianos na cena mundial em vários domínios académicos e clínicos:

Identificação dos papéis proeminentes dos pediatras iraquianos em conferências internacionais.

Identificar o papel editorial proeminente dos pediatras iraquianos nas revistas médicas publicadas fora do Iraque.

Identificar os cursos de formação acreditados e reconhecidos internacionalmente realizados por pediatras iraquianos.

Avaliação de livros de medicina aclamados internacionalmente, da autoria de académicos iraquianos.

Documentação da investigação clínica pioneira dos pediatras iraquianos com implicações globais.

Identificação de novos quadros clínicos documentados, incluindo novas perturbações clínicas, novas síndromes clínicas e novas associações clínicas descritas por pediatras iraquianos.

Documentação da contribuição dos pediatras iraquianos para o diagnóstico e tratamento de pacientes internacionais.

Documentação do interesse dos pediatras iraquianos em melhorar a ética médica, incluindo a ética das publicações.

Documentação de doenças médicas extremamente raras a nível global descritas por pediatras iraquianos.

Documentação das contribuições dos pediatras iraquianos para as disciplinas médicas não clínicas emergentes.

Documentação de classificações internacionais que mostram os resultados académicos dos pediatras iraquianos.

Integração dos resultados de todas as metodologias, a fim de proporcionar uma compreensão global da profundidade das contribuições dos pediatras iraquianos para as comunidades científicas internacionais.

Esta metodologia combinada visa assegurar uma exploração exaustiva dos contributos académicos e clínicos dos pediatras iraquianos, incluindo apresentações em conferências, funções editoriais, cursos de formação, autoria de livros e inovações clínicas.

RESULTADOS

O papel proeminente dos pediatras iraquianos em conferências internacionais

Um estudo identificou vinte artigos de conferências seminais da autoria de pediatras iraquianos, publicados em conferências internacionais e europeias de renome. Estes artigos introduziram novas descobertas sobre doenças pediátricas e abordagens terapêuticas inovadoras, muitas vezes marcando a primeira vez que são relatados no Iraque.

O estudo foi publicado em 2020 e teve como objetivo identificar trabalhos de conferências eminentes (Caixa 1) apresentados por pediatras iraquianos através da pesquisa de mais de 100 livros de conferências publicados em revistas PubMed durante os últimos 15 anos. Foram encontrados vinte artigos de conferências eminentes apresentados por pediatras iraquianos nos livros de resumos de treze conferências internacionais e europeias. As conferências tiveram lugar em dez países diferentes de três continentes [9].

<table>
<tr><td>Caixa-1: Documentos de conferências eminentes [9]</td></tr>
<tr><td>1 - Artigos cujo resumo tenha sido publicado em pelo menos duas revistas PubMed.
2 - Artigos cujo resumo foi publicado numa revista PubMed e o artigo completo foi publicado numa revista bem indexada.
3 - Artigos cujo resumo foi publicado numa revista PubMed e o artigo completo foi publicado como capítulo de livro ou num capítulo de livro.
4-Papers cujo resumo tenha sido publicado num livro de conferência disponível em linha, e o artigo completo publicado numa revista Scopus ou como capítulo de livro ou num capítulo de livro.</td></tr>
</table>

Os resumos de onze comunicações de conferências foram publicados em pelo menos duas revistas PubMed, enquanto os resumos de quatro comunicações de conferências foram publicados numa revista PubMed e o artigo completo foi publicado numa revista bem indexada. Os resumos de três comunicações de conferências foram publicados numa revista PubMed e o artigo completo foi publicado como capítulo de livro ou num capítulo de livro. O resumo de um artigo foi publicado num livro de conferências disponível online e o artigo completo foi publicado numa revista Scopus, enquanto o resumo de um outro artigo foi publicado num livro de conferências disponível online publicado numa revista de acesso livre e o artigo completo foi publicado como capítulo de livro.

O estudo concluiu que os artigos de "conferência eminente" apresentados por pediatras iraquianos em conferências internacionais forneceram as primeiras descrições dos padrões de algumas doenças em crianças iraquianas ou relataram a ocorrência de doenças raras pela primeira vez no Iraque. Outros trabalhos de "conferência eminente" descreveram novas abordagens terapêuticas para a insuficiência renal crónica, perturbações do autismo e paralisia cerebral.

O estudo sublinhou que todos os artigos das conferências recuperadas foram contribuídos por um autor "Aamir Jalal Al-Mosawi" [9].

O papel editorial proeminente de um pediatra iraquiano em revistas médicas publicadas fora do Iraque

Verificou-se que o pediatra iraquiano "Aamir Jalal Al-Mosawi" se destacou em funções editoriais, fazendo parte do conselho editorial de muitas revistas, o que sublinha a sua influência académica global.

O estudo foi realizado durante o mês de janeiro de 2022 e teve como objetivo identificar os pediatras iraquianos que trabalhavam como editores ou membros do conselho editorial de dez ou mais revistas médicas, através da revisão dos editores e membros do conselho editorial de mais de 3000 revistas médicas publicadas fora do Iraque, com o objetivo de identificar a contribuição dos pediatras iraquianos de elite para a edição de revistas médicas internacionais e para a participação em conselhos editoriais.

O estudo concluiu que Aamir Jalal Al-Mosawi era o único pediatra iraquiano que trabalhava como editor ou membro de conselhos editoriais de dez ou mais revistas médicas internacionais.

Trabalhou em seis revistas como membro do conselho editorial, incluindo The Open Urology & Nephrology Journal (ISSN: 1874-303X) [uma revista Scopus], MedLife Clinics (ISSN: 2689-5943), Open Journal of Nutrition and Food Sciences (ISSN: 2690-2478), International Journal of Recent Innovations in Medicine and Clinical Research (ISSN: 2582-

1075), Biomedical and Translational Science (ISSN 2768-4911), Clinical Case Reports Journal (ISSN 2767-0007).

Trabalhou como editor em três revistas, incluindo Medical Case Reports (ISSN: 2471-8041), Archives in cancer research (ISSN: 2254-6081), Journal of Diabetes and Endocrinology (ISSN: 2141-2685).

Trabalhou em duas revistas como editor associado, incluindo o Medical Journal of Clinical Trials & Case Studies (ISSN: 2578-4838) e o International Journal of Clinical Studies & Medical Case Reports (ISSN: 2692-5877).

Este estudo sublinha ainda que os membros do conselho editorial das revistas científicas devem ter uma experiência científica e académica significativa [10].

Cursos de formação acreditados e reconhecidos internacionalmente, ministrados por pediatras iraquianos

Os cursos de formação médica acreditados, da autoria de Al-Mosawi, normalizaram a educação médica no Iraque, publicando textos completos disponíveis em várias línguas e aprovados por organismos nacionais e internacionais.

Um estudo académico realizado durante o mês de julho de 2023 teve como objetivo identificar os cursos de medicina mais adequadamente acreditados no Iraque, que têm os seus conteúdos científicos e metodologias de formação publicados em livros de cursos de formação normalizados, através da análise de todas as fontes relevantes na Internet, incluindo Google Scholar, Researchgate, academia.edu, PubMed, Scopus, Web of Science, a biblioteca nacional alemã e livrarias (incluindo a Amazon), bem como o sítio Web Goodreads.

O estudo encontrou mais de dez livros de cursos de medicina acreditados e muitos deles estavam traduzidos em seis ou oito línguas europeias. Todos os livros de curso estavam incluídos na Biblioteca Nacional Alemã.

Os livros de curso que incluíam cursos de formação profissional incluíam livros de curso de residência de rotação e livros de curso de psiquiatria pediátrica (infantil).

Os livros de curso que incluíam cursos de formação de desenvolvimento incluíam livros de curso de liderança médica e de cuidados de saúde/liderança em medicina, livros de curso de formação do formador (TOT) para médicos, livros de curso de métodos de instrução para médicos e livro de curso de mestre formador para médicos.

Todos os cursos incluídos nos manuais identificados foram acreditados pela sede iraquiana do Copernicus Scientists International Panel (2006-outubro de 2020) e também pelo Centro Nacional de Formação e Desenvolvimento do Ministério da Saúde iraquiano.

Todos os livros de cursos de medicina no Iraque foram publicados por Aamir Jalal Al-Mosawi. Por conseguinte, este estudo académico demonstrou que Aamir Jalal Al-Mosawi foi pioneiro no domínio da formação médica e que os seus livros de cursos de medicina publicados estabeleceram a formação médica como uma disciplina única [11].

Livros de medicina aclamados internacionalmente, da autoria de académicos iraquianos

Cinco livros médicos seminais da autoria de Al-Mosawi foram reconhecidos a nível mundial, figurando de forma proeminente em listas como a dos melhores livros da Bookauthority, destacando o seu significado educativo e as suas extensas traduções.

Um estudo realizado em julho de 2023, com o objetivo de identificar os melhores livros médicos iraquianos de todos os tempos através da sua inclusão nas listas de melhores livros de todos os tempos da Bookauthority.

O estudo sublinhou que a inclusão de um livro nas listas de melhores livros de todos os tempos da Bookauthority dá um crédito adicional à autoria do livro no que diz respeito à avaliação da liderança médica académica. A Bookauthority é o mais importante sítio de recomendações de livros que fornece recomendações de especialistas e intelectuais em vários domínios. A Bookauthority identifica e classifica os melhores livros utilizando uma variedade de metodologias. Apresenta apenas os melhores livros.

O estudo revelou que cinco livros de medicina iraquiana foram encontrados e incluídos em pelo menos oito listas dos melhores livros de todos os tempos, incluindo a lista dos melhores livros sobre atrasos de desenvolvimento de todos os tempos da Bookauthority, a lista dos melhores livros sobre a SRA de todos os tempos da Bookauthority e a lista dos melhores livros sobre pandemias de todos os tempos da Bookauthority, Os melhores livros de autismo de todos os tempos da Bookauthority, os melhores livros de psiquiatria de todos os tempos da Bookauthority, a lista dos melhores livros de paralisia cerebral de todos os tempos da Bookauthority, os melhores livros de neurologia de todos os tempos da Bookauthority e os melhores livros de pediatria de todos os tempos da Bookauthority. Um dos livros foi o número um na lista de Best Developmental Delays.

Quatro livros foram incluídos na Biblioteca Nacional Alemã e traduzidos em seis ou oito línguas europeias.

O estudo salientou que, no que diz respeito à autoria internacional de livros na área da medicina, a Biblioteca Nacional Alemã (Deutsche Nationalbibliothek) [Caixa 2] tem a vantagem única de incluir livros científicos e académicos em inglês e alemão.

<table>
<tr><td>Caixa 1: Biblioteca Nacional Alemã (Deutsche Nationalbibliothek)</td></tr>
<tr><td>A Deutsche Bücherei Leipzig e a Deutsche Bibliothek Frankfurt am Main uniram-se em 3 de outubro de 1990 para criar a Biblioteca Nacional Alemã (Die Deutsche Bibliothek), que se tornou o arquivo bibliográfico nacional da Alemanha.</td></tr>
</table>

Neste estudo, todos os cinco livros médicos iraquianos de todos os tempos foram publicados por Aamir Jalal Al-Mosawi. Quatro dos cinco livros médicos iraquianos foram incluídos na Biblioteca Nacional Alemã (Deutsche Nationalbibliothek) e foram traduzidos para pelo menos seis línguas [12]. O livro de medicina iraquiano "**New therapies for the treatment of spastic cerebral palsy.**1st ed., Saarbrücken; LAP Lambert Academic Publishing: 2019 (ISBN: 978-620-0-00321-8)", publicado por Aamir Jalal Al-Mosawi, foi classificado em primeiro lugar na lista da Bookauthority dos melhores livros sobre atrasos de desenvolvimento de todos os tempos (Figura-2A). Este livro foi incluído na Biblioteca Nacional Alemã (Figura-2B) e foi incluído na lista dos livros sobre atrasos de desenvolvimento mais vendidos de todos os tempos da Bookauthority (Figura-2C).

Os livros médicos iraquianos "The use of the available research evidence to crack the padlock of SARS-CoV-2.1st Ed, Bagdade; Iraque Sede do Copernicus Scientists International Panel Publishing: 2020 (ISBN: 979865561 8800) e Using research evidence to crack the padlock of SARS-CoV-2. 1st ed., LAP Lambert Academic Publishing, Saarbrücken; Alemanha, 2020 (ISBN: 978-620-2-67319-8)", que foram publicados por Aamir Jalal Al-Mosawi, figuram, respetivamente, em quarto e quinto lugar na lista dos melhores livros sobre a SRA de todos os tempos da Bookauthority (Figura-3A). Estes dois livros foram também incluídos, respetivamente, nos números 20 e 21 da lista da Bookauthority dos Best Pandemic Books of All Time (Figura-3B). Um dos dois livros foi incluído na Biblioteca Nacional Alemã e foi traduzido em oito línguas.

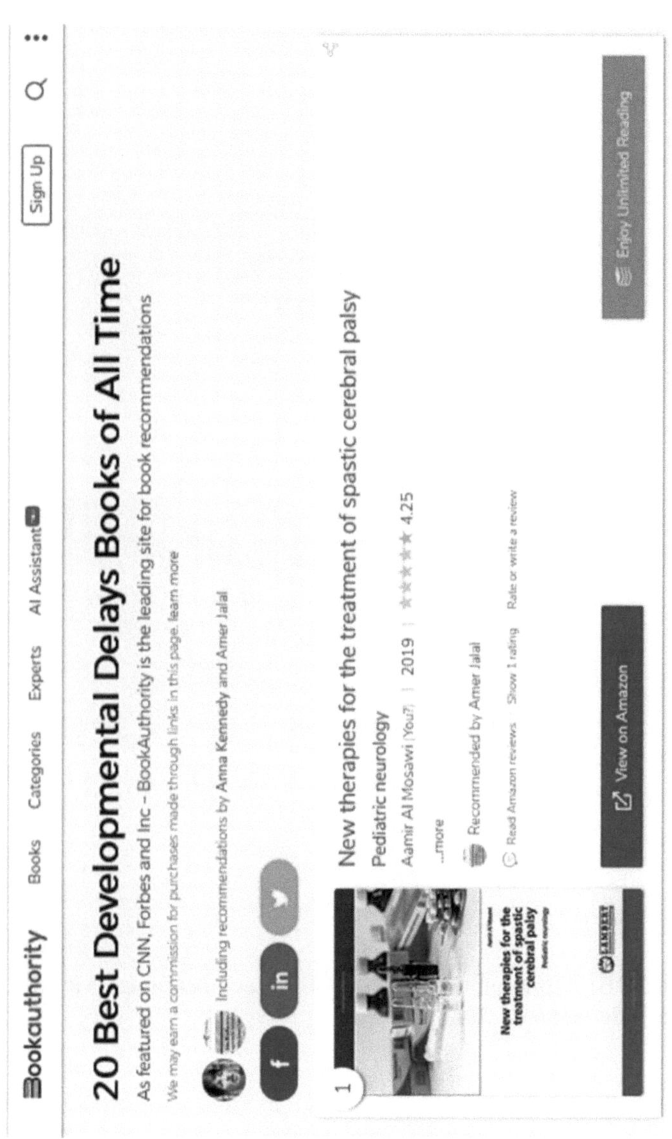

Figura-2A: Lista dos melhores livros sobre atrasos de desenvolvimento de todos os tempos da Bookauthority [Acedido em 20th de julho de 2023]

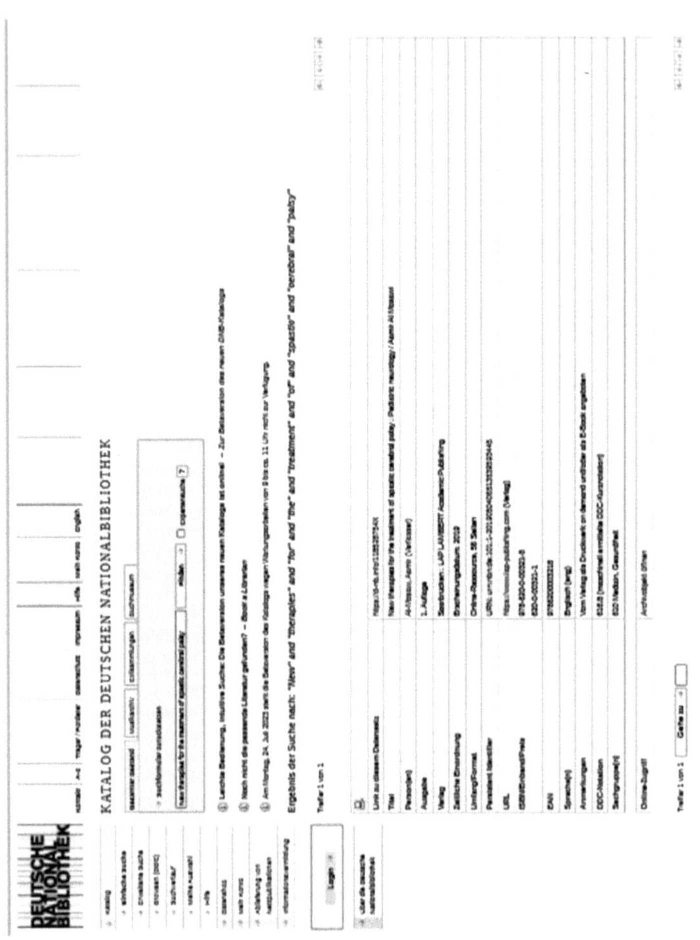

Figura-2B: A página do livro na Biblioteca Nacional Alemã [Acedido em 20th de julho de 2023]

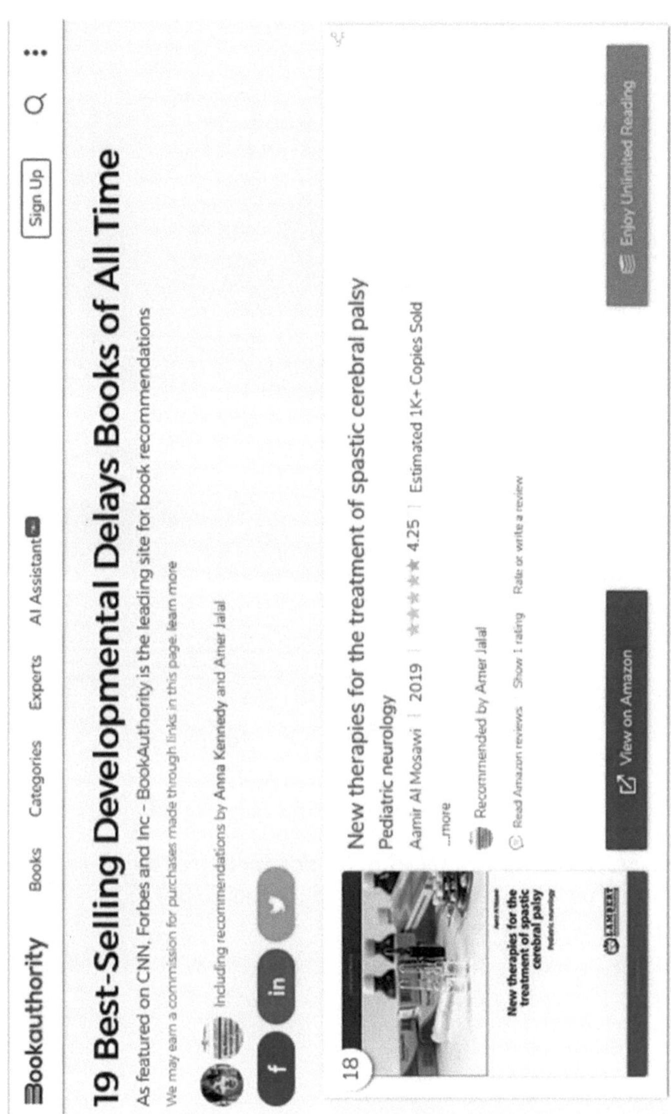

Figura-2C: Os livros sobre atrasos no desenvolvimento mais vendidos de todos os tempos da Bookauthority [Acessado em 23rd de julho de 2023]

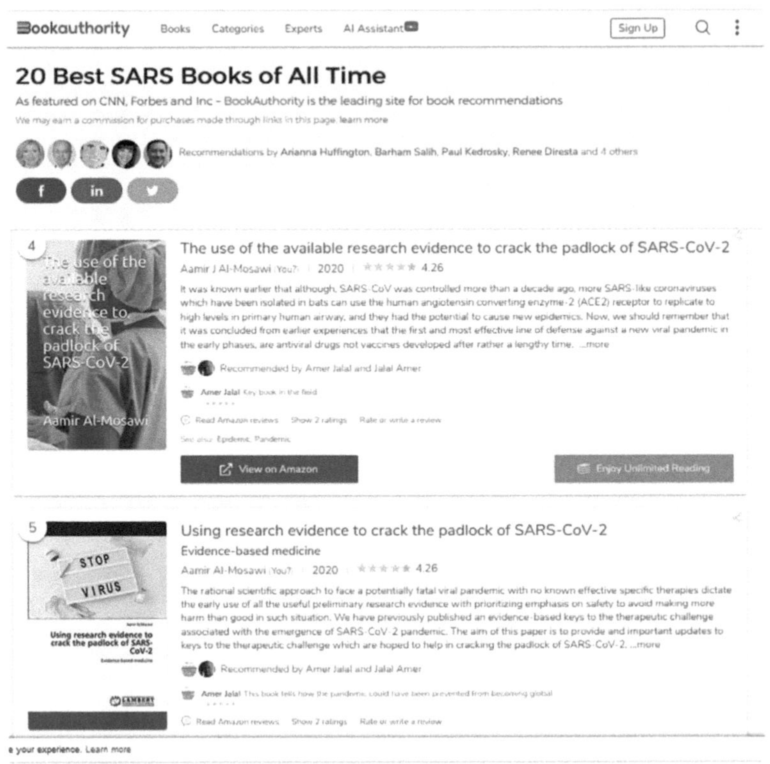

Figura-3A: Lista da Bookauthority dos melhores livros sobre a SRA de todos os tempos [Acedido a 18th de julho de 2013]

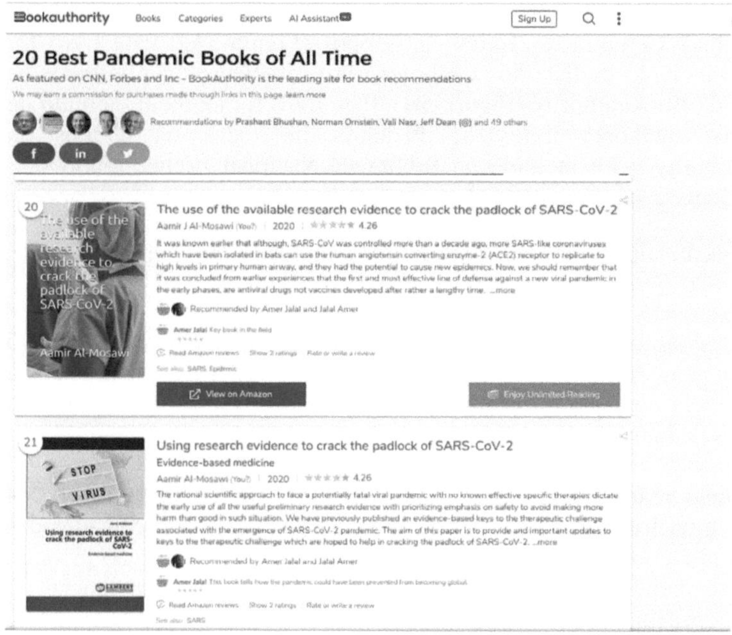

Figura-3B: Lista dos melhores livros sobre pandemia de todos os tempos da Bookauthority [Acedido em 18th de julho de 2013]

O livro médico iraquiano "The pattern of pervasive developmental disorders in Iraqi children.1st ed., Saarbrücken; LAP Lambert Academic Publishing: 2019 **(ISBN: 978-330-05029-7)"** foi listado como o número seis nos Melhores Livros de Autismo de Todos os Tempos da Bookauthority (Figura-4A).O livro também foi listado como o número nove nos Melhores Livros de Psiquiatria de Todos os Tempos da Bookauthority (Figura-4B).**O** livro foi incluído na Biblioteca Nacional Alemã foi traduzido em seis línguas.**O livro médico iraquiano "The Pattern of Cerebral Palsy in Iraqi Children.** 1st ed., Saarbrücken; LAP Lambert Academic Publishing: 2019 (ISBN: 978-620-0-09427-8)" foi listado como o número 10 na lista da Bookauthority dos Melhores Livros de Paralisia Cerebral de Todos os Tempos (Figura-5A). Este livro foi também incluído na lista dos melhores livros de Neurologia de todos os tempos da Bookauthority (Figura-5B). Este livro foi também incluído na lista dos melhores livros de Pediatria de todos os tempos da Bookauthority e foi incluído na Biblioteca Nacional Alemã, tendo sido traduzido para seis línguas [12].

Investigação clínica pioneira de pediatras iraquianos com implicações globais

As inovações clínicas de Aamir Jalal Al-Mosawi na investigação do autismo, nas terapias para perturbações do desenvolvimento e na insuficiência renal foram aclamadas internacionalmente, promovendo os cuidados pediátricos em todo o mundo.

Um estudo realizado em 2020 com o objetivo de destacar inovações clínicas pioneiras recentes de nível mundial que não foram consideradas pelo comité do Prémio Nobel. O estudo destacou a investigação pioneira de classe mundial de Aamir Jalal Al-Mosawi que tem o potencial de conferir o maior benefício à humanidade, incluindo a investigação sobre a cura do autismo, terapias multifactoriais para o atraso mental e lesões cerebrais, incluindo paralisia cerebral e atrofia cerebral, e diálise intestinal [13].

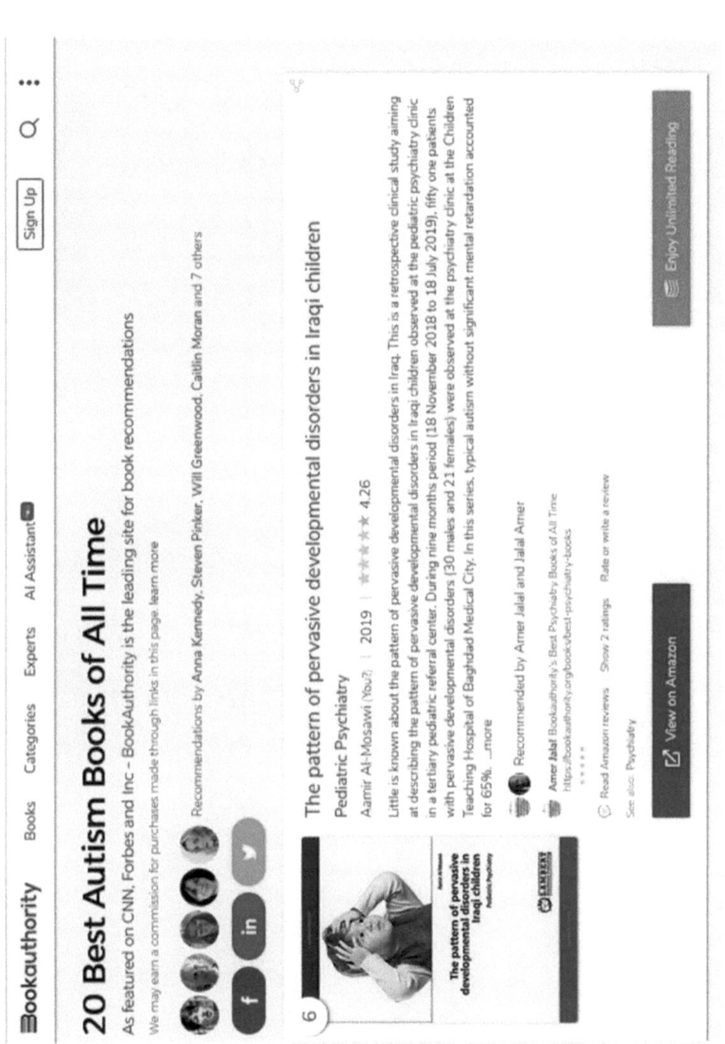

Figura-4A: Os melhores livros sobre autismo de todos os tempos da Bookauthority [Acedido em 19th de julho de 2013]

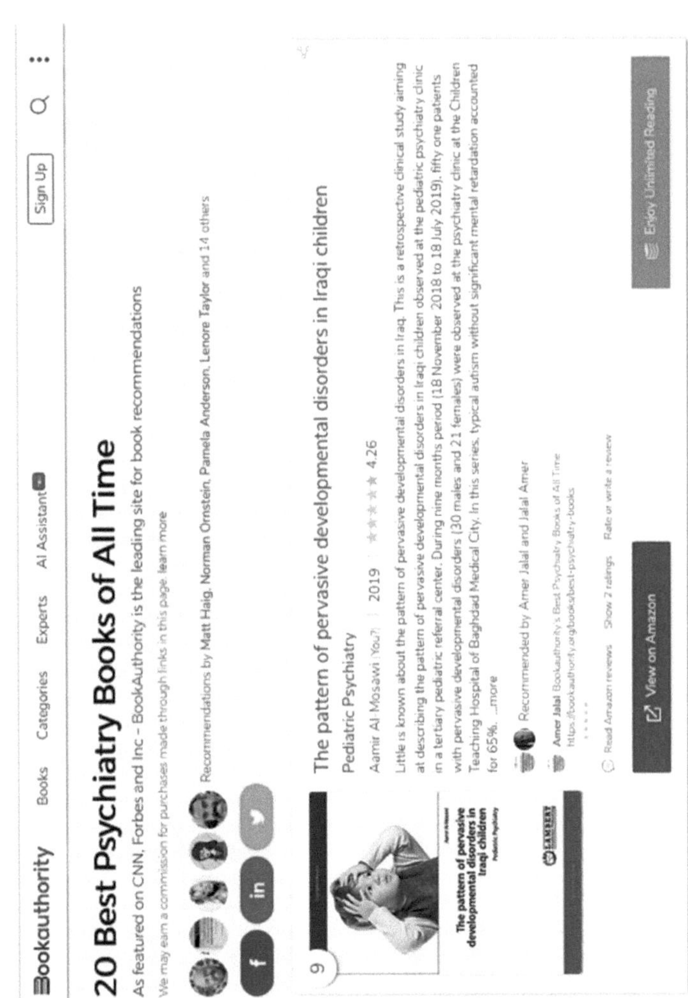

Figura-4B: Bookauthority's Best Psychiatry Books of All Time [Acedido a 19th de julho, 2013]

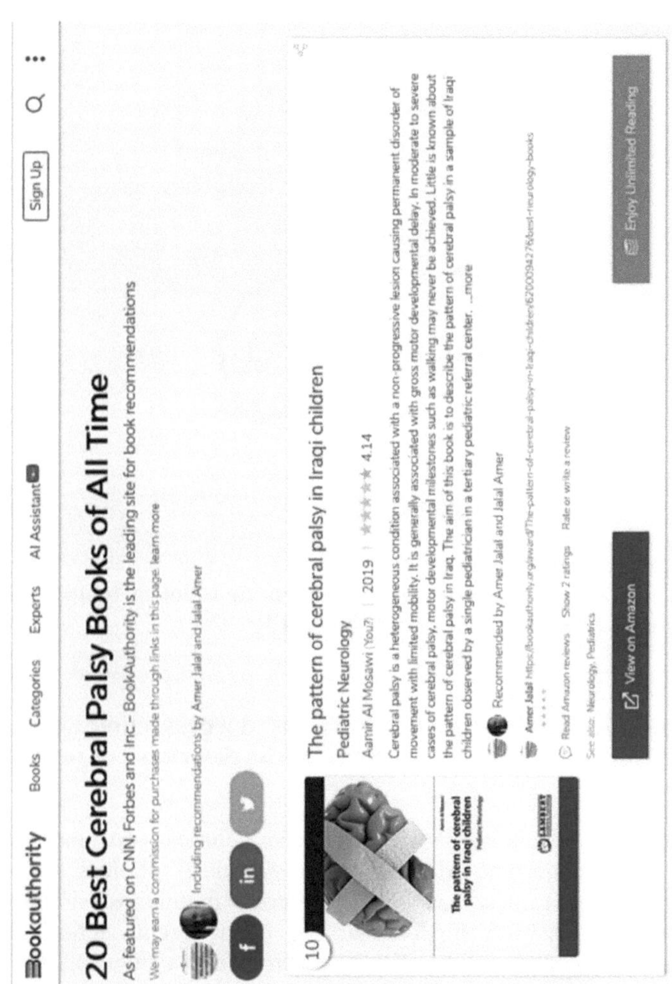

Figura-5A: Lista da Bookauthority dos melhores livros sobre paralisia cerebral de todos os tempos [Acedido a 21st de julho de 2013]

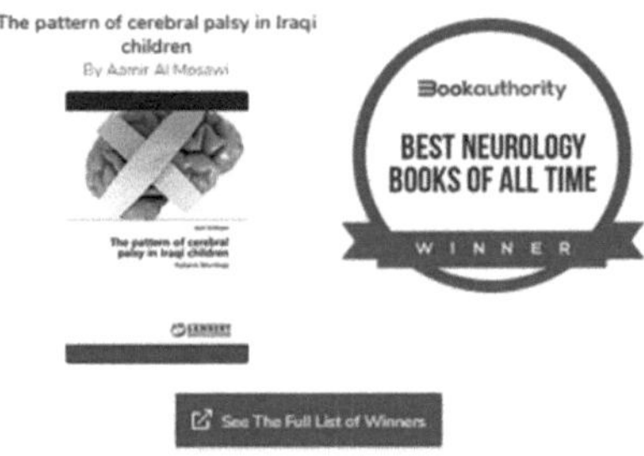

Figura-5B: Os melhores livros de Neurologia de todos os tempos da Bookauthority [Acedido a 21st de julho, 2013]

Novas condições clínicas, incluindo novas doenças clínicas, novas síndromes clínicas e novas associações clínicas descritas por pediatras iraquianos

Foram encontradas catorze novas condições clínicas documentadas, incluindo novos distúrbios clínicos, novas síndromes clínicas e novas associações clínicas descritas por pediatras iraquianos, incluindo hiperuricosúria idiopática, hipercalciúria e doença renal infantil por cálculos [14], uma menina dismórfica com acrocefalia, convulsões, dedos longos e fusiformes e manchas vermelho-cereja [15], uma nova síndrome congénita associada a atraso no crescimento mental, microftalmia, microcórnea, colobomas da íris e da úvea, hipopigmentação ocular transitória colobomata do disco ótico contralateral e dilatação do terceiro ventrículo [16], Uma nova doença clínica associada a hipoparatiroidismo, vitiligo, poliose e anemia macrocítica [17], uma nova síndrome congénita caracterizada por dismorfismo facial, atraso mental, dedos dos pés trifalângicos e agenesia renal unilateral [18], uma nova síndrome congénita caracterizada por uma dismorfologia facial única que consiste na inclinação inversa das sobrancelhas fendidas e nas fissuras palpebrais [19], uma nova síndrome dismórfica caracterizada por atraso psicomotor, orelhas baixas, retrognatismo, dismorfismo facial e esquizencefalia [20], uma nova síndrome congénita caracterizada por hemihipertrofia parcial congénita, orelhas baixas, hipertelorismo e pregas epicânticas [21], uma nova perturbação clínica associada a atraso mental, hiperintensidade da substância branca periventricular na ressonância magnética cerebral, retinite pigmentosa e atrofia ótica [22], uma nova doença genética de hipoplasia renal unilateral não sindrómica autossómica dominante [23], Uma nova associação psiquiátrico-endocrinológica que consiste em autismo atípico associado a gonadotrofina elevada e puberdade precoce [24], uma nova síndrome neurológica genética com achados de neuroimagem característicos, paralisia cerebral grave associada a hidrocefalia e mutação do gene Kinase D-Interacting Substrate of 220-kDa (Kidins220) [25], uma nova variante da síndrome de Lennox-Gastaut infantil associada a orelhas baixas e criptorquidia unilateral [26], uma nova perturbação psiquiátrico-neurológica associada a paralisia cerebral, autismo e hiperintensidade da substância branca periventricular na ressonância magnética cerebral [27].

Todas estas descrições documentadas foram publicadas por Aamir Jalal Al-Mosawi [14-27].

A contribuição dos pediatras iraquianos para o diagnóstico e tratamento de doentes internacionais

Doze artigos publicados documentaram a contribuição de pediatras iraquianos para o diagnóstico e tratamento de pacientes internacionais dos Estados Unidos da América, Canadá, Cazaquistão, Palestina, Qatar, Emirados Árabes Unidos, Índia, Paquistão e Cuba. Os pacientes internacionais apresentavam uma variedade de doenças [25, 27, 28-38].

O primeiro caso documentado de síndrome de Niikawa-Kuroki no Cazaquistão foi relatado pelo Dr. Aamir Jalal Al-Mosawi e Fewin, demonstrando o seu envolvimento no diagnóstico de doenças genéticas raras em contextos internacionais. O caso sublinhou a importância do diagnóstico exato e da gestão multidisciplinar na abordagem de síndromes raras [28].

A contribuição do Dr. Aamir Jalal Al-Mosawi para o tratamento de pacientes internacionais com paralisia cerebral é exemplificada em casos de vários países, incluindo Canadá, Palatine, Estados Unidos, Índia e Qatar. Estes casos realçam a sua abordagem abrangente à gestão de deficiências neurológicas, englobando tanto intervenções baseadas em provas como estratégias terapêuticas personalizadas adaptadas às necessidades únicas de cada doente.

O envolvimento de Al-Mosawi no diagnóstico e tratamento dos distúrbios do autismo foi ilustrado através de casos da Tunísia, Paquistão, Canadá e Cuba. A sua opinião de especialista e as suas recomendações terapêuticas sublinham a importância da intervenção precoce e dos cuidados individualizados para otimizar os resultados dos indivíduos com perturbações do autismo [25, 27,28-36].

A perspicácia do Dr. Aamir Jalal Al-Mosawi no diagnóstico da febre mediterrânica familiar (síndrome de Sheppard Siegal) foi ilustrada no seu relatório sobre um doente que vive nos Emirados Árabes Unidos. Neste artigo, o autor sublinhou o papel da amiloide sérica A na orientação das decisões de tratamento. Este caso realçou o valor da integração da experiência clínica com a análise de biomarcadores em doenças genéticas raras [37].

Os conhecimentos do Dr. Al-Mosawi sobre o tratamento da síndrome de Williams, realçando a integração da medicina baseada em provas com a opinião de especialistas para otimizar os resultados dos doentes, foram ilustrados através de um caso da Índia. Através do seu relatório sobre o doente indiano, o Dr. Al-Mosawi melhorou a compreensão dos aspectos genéticos e de desenvolvimento da síndrome de Williams e facilita a realização de intervenções adaptadas [38].

A vontade dos pediatras iraquianos de melhorar a ética médica, incluindo a ética das publicações

Dezoito artigos de jornal documentaram os esforços do Dr. Aamir Jalal Al-Mosawi para corrigir a nomenclatura sindrómica através da revisão da história médica:

Os esforços pioneiros do Dr. Aamir Jalal Al-Mosawi para retificar imprecisões na designação de síndromes médicas, destacando a sua abordagem meticulosa e o profundo impacto na ciência e na ética médicas. Nas suas publicações, Aamir Jalal Al-Mosawi estava empenhado em dar às doenças o nome dos seus descritores originais, com o objetivo de assegurar o reconhecimento adequado dos pioneiros da medicina e manter a exatidão histórica. Nas suas publicações, Aamir Jalal Al-Mosawi adoptou uma abordagem sistemática para identificar síndromes com nomes incorretamente atribuídos, envolvendo meticulosas revisões da literatura e análises históricas. As principais síndromes abordadas por Aamir Jalal Al-Mosawi incluem a síndrome de Mostyn Embrey, a síndrome de Semmola-Meryon-Duchenne, a síndrome de Ruprecht Majewski-Bosma, a síndrome de Virchow Seckel, a síndrome de Albarran Ormond, a doença de Childhood Seeligmüller Strümpell

Philip, Paralisia Facial Idiopática de Van Der Wiel-Friedreich, Síndrome de Esquirol-Séguin-Down, Síndrome de Michail-Matsoukas-Theodorou Rubinstein, Síndrome de Sheppard Siegal (Febre Mediterrânica Familiar), Síndrome de Gélineau, Síndrome de Richard Asher (Síndrome de Munchausen), Síndrome do Óvulo Estragado de William Mackenzie

O trabalho do Dr. Aamir Jalal Al-Mosawi não só envolveu a documentação e a descrição dessas síndromes, mas também teve como objetivo garantir que fosse dado o devido crédito aos médicos que as descreveram pela primeira vez. As suas contribuições abrangem uma vasta gama de condições médicas, desde síndromes raras a doenças mais comuns, todas com o objetivo de fazer avançar os conhecimentos médicos e melhorar os cuidados prestados aos doentes [39-56].

Doenças médicas extremamente raras a nível mundial descritas por pediatras iraquianos

As doenças genéticas raras colocam desafios de diagnóstico significativos, necessitando frequentemente de consultas médicas alargadas antes de se chegar a um diagnóstico conclusivo. Os relatos de casos de Aamir Jalal Al-Mosawi contribuem com valiosos conhecimentos clínicos sobre doenças raras, lançando luz sobre a sua variabilidade e alargando a nossa compreensão das manifestações genéticas.

Vinte e nove artigos documentaram doenças genéticas e não genéticas muito raras descritas pelo pediatra iraquiano "Aamir Jalal Al-Mosawi", incluindo dois casos de síndrome de Coffin Siris, o trigésimo quinto e o trigésimo sexto casos relatados de cutis laxa tipo II (tipo Debre), o primeiro caso de síndrome de Aicardi no mundo árabe com a ocorrência inédita de opacidade da córnea, o caso número 130 de síndrome de Townes Brocks, o sexagésimo quarto caso de síndrome de Churg Strauss pediátrico, o segundo caso de síndrome de Vogt Koyanagi Harada unilateral pediátrico no mundo o primeiro caso de síndrome de Von Recklinghausen associado a anomalias dos gânglios basais do lado direito na ressonância magnética cerebral, o vigésimo oitavo caso de síndrome de Chevalier Jackson congénito, um caso de síndrome de Adams Oliver associado a evidência de calcificações periventriculares na tomografia computorizada cerebral um caso de síndrome de paralisia facial congénita e anotia unilateral, o terceiro caso de síndrome do bebé com pneu Michelin estendido associado a testículo não descido, atraso mental e deficiência auditiva, dois casos de síndrome de Noonan; um associado a evidências tomográficas de atrofia cerebral e ventriculomegalia e outro associado a defeitos cardíacos múltiplos únicos, o 58th caso de síndrome de Toriello-Carey, um caso de síndrome de Dandy walker com apresentação invulgar e sinal radiológico invulgar na tomografia computorizada, dois casos de microssomia hemifacial não sindrómica, um caso de síndrome de Mowat Wilson associado a deformidade pseudo-rocker bottom feet, o trigésimo quarto e o trigésimo quinto casos de síndrome de Goldberg Shprintzen, O caso número 52 de síndrome de Ruprecht Majewski-Bosma, o caso quarenta e um de ectopia renal cruzada não fundida, o segundo caso de síndrome de hiperimunoglobulina E de Davis Buckley associado a deficiência de IgA, o primeiro caso relatado de postite em criança circuncidada, o caso número 112 de ascite quilosa congénita, o quarto caso de adenocarcinoma neuroendócrino gástrico familiar não sindrómico no mundo.

Os 29 artigos destacaram apresentações clínicas, desafios de diagnóstico e implicações para a gestão. Muitos casos forneceram informações únicas sobre a variabilidade genética e muitos artigos sublinharam a importância de uma avaliação clínica meticulosa para obter diagnósticos exactos e estratégias de tratamento adaptadas. Alguns casos expandiram o espetro clínico, enfatizando a variabilidade dentro das síndromes e as implicações para o aconselhamento genético e intervenções terapêuticas [57-85].

Contributos dos pediatras iraquianos para as disciplinas médicas não clínicas emergentes

Nas décadas anteriores, assistiu-se ao aparecimento de novas disciplinas médicas não clínicas que visavam melhorar as práticas médicas e os serviços de cuidados de saúde através de uma melhor aquisição e utilização dos conhecimentos médicos, incluindo a educação médica contínua, a liderança médica e dos cuidados de saúde, o estudo dos sistemas de cuidados de saúde, a liderança médica académica, a formação e o desenvolvimento, os métodos de ensino nas áreas médicas, a edição e a redação médicas e os estudos bibliométricos.

Treze artigos documentaram a importante contribuição do pediatra iraquiano para o surgimento de várias disciplinas médicas não clínicas.

Os esforços pioneiros de Aamir Jalal Al-Mosawi no domínio da CME centraram-se no estabelecimento de princípios, conceitos e normas que melhoram o desenvolvimento profissional dos médicos. O seu trabalho enfatiza a importância da educação contínua na manutenção de elevados padrões de cuidados médicos.

O Dr. Al-Mosawi explorou os conceitos e princípios em evolução da liderança no sector dos cuidados de saúde, defendendo práticas de gestão eficazes em contextos médicos e de cuidados de saúde. Os seus conhecimentos contribuíram para moldar estratégias de liderança modernas que promovem a inovação e a melhoria da qualidade.

A sua investigação sobre os sistemas de saúde, em especial no contexto do Iraque, fornece actualizações e análises críticas antes e depois da pandemia de COVID-19. Este trabalho visa melhorar a prestação de cuidados de saúde e as infra-estruturas, abordando os desafios sistémicos e as oportunidades de melhoria.

As contribuições de Al-Mosawi para a liderança médica académica sublinharam a importância da liderança visionária no avanço da educação e investigação médicas. As suas publicações destacaram estratégias para uma governação académica e uma liderança institucional eficazes.

Através de publicações sobre formação e desenvolvimento, Aamir Jalal Al-Mosawi tem defendido programas estruturados que melhoram as aptidões e competências dos profissionais de saúde. O seu trabalho apoia a aprendizagem contínua e o crescimento profissional na área da medicina.

Aamir Jalal Al-Mosawi deu contributos significativos para a edição e redação médicas, dando ênfase às normas e melhores práticas de publicação. Os seus conhecimentos ajudam a manter a integridade e a qualidade das revistas médicas, assegurando uma rigorosa revisão pelos pares e a divulgação da investigação.

A sua investigação em bibliometria contribuiu para compreender o impacto e a visibilidade da investigação médica, utilizando métricas como o índice H para avaliar a produção e a influência académicas. Isto apoia decisões baseadas em provas no financiamento da investigação e na promoção académica.

Estes 13 artigos documentaram as contribuições fundamentais de Aamir Jalal Al-Mosawi para várias disciplinas médicas não clínicas, incluindo a educação médica contínua (EMC), a liderança na área da saúde, os sistemas de saúde, a liderança médica académica, a formação e o desenvolvimento, a edição médica e os estudos bibliométricos.

O trabalho de Al-Mosawi influenciou significativamente estes domínios, moldando a educação médica e as práticas de cuidados de saúde a nível mundial [1, 2, 3, 86-95].

Rankings internacionais que destacam os resultados académicos dos pediatras iraquianos

Um estudo realizado durante o mês de dezembro de 2021 teve como objetivo identificar pediatras clínicos de super elite com pontuação de 40 ou superior a 40 no Researchgate RG de 146 países em desenvolvimento. O estudo examinou mais de 1000 perfis do Researchgate.

Aamir Jalal Al-Mosawi foi o pediatra que teve a pontuação RG mais elevada de 41,13 entre os pediatras de 146 países. A sua pontuação de 41,13 no ResearchGate sublinha o seu impacto académico, distinguindo-o como um líder na investigação pediátrica a nível mundial [96].

Um estudo realizado durante o mês de maio de 2024 teve como objetivo fornecer uma visão abrangente da distribuição global da liderança académica da psiquiatria pediátrica através da análise de mais de 1000 perfis de citações do Google Scholar para identificar psiquiatras clínicos pediátricos de super-elite de 178 países em desenvolvimento com um índice H de 20 ou superior.

Este estudo mostrou três psiquiatras clínicos pediátricos notáveis com índices H de 20 ou mais, de três países, incluindo Aamir Jalal Al-Mosawi do Iraque (índice H 23).

O estudo sublinhou que os contributos de Aamir Jalal Al-Mosawi para a psiquiatria e a psiquiatria infantil contribuíram significativamente para a compreensão e a gestão de várias perturbações do desenvolvimento neurológico [97].

Um estudo realizado durante o mês de junho de 2024 teve como objetivo identificar os líderes académicos em nefrologia pediátrica clínica, centrando-se nos países em desenvolvimento.

O estudo analisou mais de 1000 perfis do Google Scholar Citation para identificar nefrologistas pediátricos clínicos de elite de 182 países em desenvolvimento com um índice H de 20 ou superior.

A pesquisa visava fornecer uma visão global da distribuição global da liderança académica neste domínio especializado no mundo em desenvolvimento.

O estudo apresentou figuras notáveis de vários países, sublinhando a distribuição global das proezas académicas nesta área especializada. Enquanto algumas nações se vangloriaram de um impacto académico significativo, outras apresentaram índices H mais baixos ou careceram completamente de perfis, sublinhando a necessidade de um maior desenvolvimento e reconhecimento da nefrologia pediátrica a nível mundial. Foram identificados nefrologistas pediátricos clínicos notáveis com índices H de 20 ou mais de três países, incluindo Aamir Jalal Al-Mosawi do Iraque (índice H 23) [98].

Um estudo recente teve como objetivo destacar as contribuições dos líderes académicos em neurologia pediátrica clínica de diversas origens através da análise bibliométrica de mais de 1000 perfis de citações do Google Scholar de 174 países em desenvolvimento. O estudo identificou os líderes académicos em neurologia pediátrica clínica com base no seu índice H. São destacados clínicos notáveis de diversas regiões com um índice H de 20 ou superior, lançando luz sobre disparidades na produtividade académica e oportunidades de colaboração e intercâmbio de conhecimentos. A análise revelou neurologistas clínicos pediátricos notáveis de vários países em desenvolvimento, incluindo Aamir Jalal Al-Mosawi do Iraque (índice H 23) [99].

DISCUSSÃO

Apesar dos desafios colocados pela instabilidade política e pelas restrições académicas no Iraque, os pediatras têm-se destacado em vários domínios, tais como apresentações em conferências, funções editoriais em revistas internacionais, cursos de formação acreditados, autoria de livros de medicina, investigação clínica pioneira e avanços éticos nas práticas médicas.

Este estudo exaustivo permitiu compreender as contribuições significativas dos pediatras iraquianos, em particular de Al-Mosawi, para a investigação e educação pediátrica a nível mundial. As suas realizações em termos de apresentações em conferências, funções editoriais, educação médica, publicações académicas e avanços clínicos exemplificam o seu papel fundamental no avanço dos cuidados de saúde pediátricos a uma escala global.

Os pediatras iraquianos foram pioneiros nos avanços dos cuidados de saúde pediátricos, introduzindo novas terapias e relatando doenças anteriormente não documentadas. As suas contribuições estendem-se à liderança editorial em revistas médicas de prestígio, à educação médica padronizada no Iraque e à publicação de livros médicos seminais reconhecidos mundialmente. Estas realizações sublinham o seu papel fundamental na melhoria dos cuidados pediátricos em todo o mundo e solidificam a sua posição como figuras influentes na investigação e educação pediátrica global.

As conclusões deste estudo realçam os contributos substanciais dos pediatras iraquianos, particularmente exemplificados pelo Dr. Aamir Jalal Al-Mosawi, nas arenas científicas internacionais.

Os pediatras iraquianos são autores de artigos seminais em conferências, introduziram abordagens terapêuticas inovadoras e descreveram novas condições clínicas anteriormente não registadas no Iraque. Além disso, as funções editoriais do Dr. Al-Mosawi em prestigiadas revistas médicas fora do Iraque sublinham a sua influência académica global.

Os cursos de formação acreditados da sua autoria normalizaram a educação médica no Iraque e não só, enquanto os seus livros de medicina receberam reconhecimento mundial e múltiplas traduções.

Os destaques da carreira prolífica do Dr. Al-Mosawi incluem artigos de conferências seminais, terapias inovadoras, descrições de novas condições clínicas e papéis significativos no diagnóstico e tratamento de pacientes internacionais. Para além disso, os pediatras iraquianos contribuíram para disciplinas não clínicas emergentes, moldando a educação médica, a liderança nos cuidados de saúde e a ética médica a nível mundial. As conclusões sublinham o potencial do Iraque para fazer avançar os cuidados de saúde pediátricos e o conhecimento científico a nível mundial, apesar das circunstâncias difíceis.

A investigação clínica pioneira do Dr. Al-Mosawi fez avançar os cuidados pediátricos em todo o mundo, particularmente no autismo, nas perturbações do desenvolvimento e na insuficiência renal. A sua documentação meticulosa de novas condições clínicas expandiu o conhecimento médico, fornecendo informações valiosas sobre doenças raras e síndromes genéticas. Para além disso, os pediatras iraquianos, incluindo o Dr. Al-Mosawi, contribuíram significativamente para o diagnóstico e tratamento de doentes internacionais, demonstrando a sua experiência e impacto global.

Nas disciplinas não clínicas, os pediatras iraquianos têm desempenhado papéis cruciais na ética médica, na educação médica contínua, na liderança dos cuidados de saúde e na edição médica. As suas contribuições nestas áreas influenciaram as práticas médicas a nível mundial, sublinhando a importância do desenvolvimento profissional contínuo e das normas éticas na investigação médica.

A experiência clínica do Dr. Aamir Jalal Al-Mosawi estendeu-se para além das fronteiras geográficas, tal como evidenciado pelo seu envolvimento no diagnóstico e tratamento de doentes de diversas origens culturais e geográficas. Deu contributos significativos para o diagnóstico e tratamento de doentes de vários países do mundo.

Casos documentados por publicações científicas destacaram a sua experiência na abordagem de uma gama diversificada de condições médicas que abrangem um espetro de distúrbios neurológicos, genéticos e de desenvolvimento, reflectindo a proficiência do Dr. Al-Mosawi em medicina baseada em provas e julgamento clínico especializado.

Os casos documentados de pacientes internacionais tratados pelo Dr. Aamir Jalal Al-Mosawi ressaltaram seu compromisso com o avanço da neurologia pediátrica e da medicina do desenvolvimento em escala global. Através de sua perspicácia diagnóstica, intervenções baseadas em evidências e julgamento clínico especializado, o Dr. Al-Mosawi continua a fazer contribuições significativas para melhorar os resultados dos pacientes e avançar o conhecimento médico além das fronteiras internacionais [24, 26, 27-37].

O Dr. Aamir Jalal Al-Mosawi deu contributos significativos para o campo da medicina através das suas descrições pormenorizadas e da documentação de várias síndromes e condições médicas. O seu trabalho pioneiro caracteriza-se por uma dedicação à exatidão histórica na ciência médica, descobrindo e creditando adequadamente as origens destas doenças, destacando frequentemente a documentação histórica inicial que pode ter sido ignorada ou não atribuída adequadamente [39-56].

Os contributos multidimensionais de Aamir Jalal Al-Mosawi não só fizeram avançar os quadros teóricos, mas também as aplicações práticas em disciplinas médicas não clínicas. O seu trabalho continua a moldar o panorama da educação médica, da liderança nos cuidados de saúde e dos sistemas de saúde a nível mundial, inspirando a investigação e a inovação futuras nestas áreas cruciais. Foi o primeiro médico iraquiano a ser indexado no índice da sede iraquiana do Painel Internacional de Cientistas Copernicus (Figura 6). Foi chefe da sede iraquiana do Painel Internacional de Cientistas do Copernicus durante o período de 2006 a outubro de 2020.

Aamir Jalal Al-Mosawi foi o primeiro médico iraquiano a tornar-se membro do conselho consultivo da Associação Internacional das Faculdades de Medicina (IAMC). Tornou-se membro do conselho consultivo da Associação Internacional das Faculdades de Medicina em 2008, depois de se ter encontrado com o presidente da associação, Bernard Ferguson (Figura 7), em Boston.

Em 2008, Aamir Jalal Al-Mosawi foi incluído numa lista de médicos famosos de todos os tempos (Figura 8) por ter descrito uma nova abordagem terapêutica para o tratamento da insuficiência renal crónica denominada diálise intestinal [12].

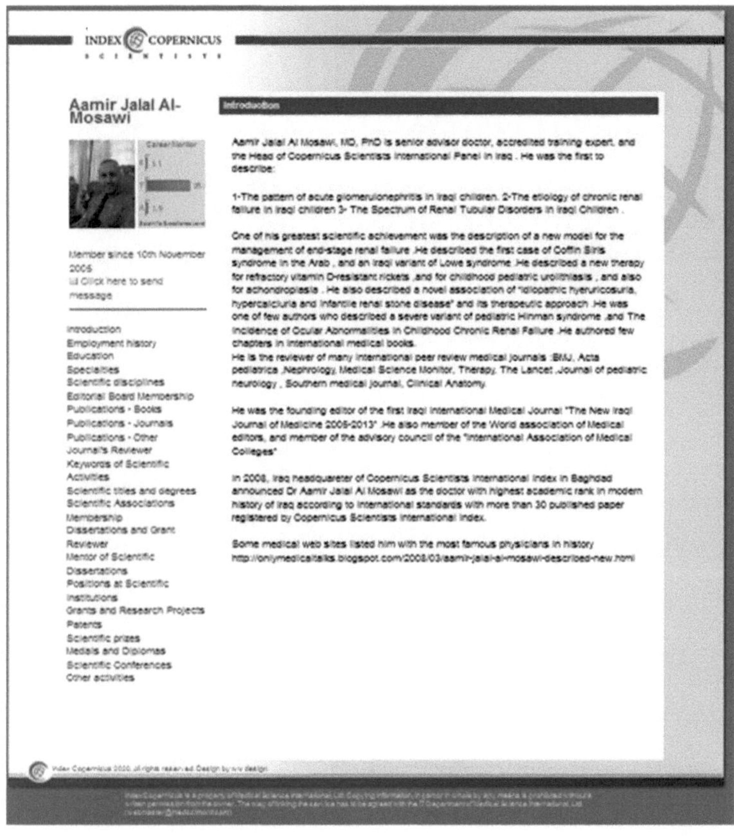

Figura-6: Aamir Jalal Al-Mosawi foi o primeiro médico iraquiano a ser indexado no índice do Painel Internacional de Cientistas do Copernicus no Iraque

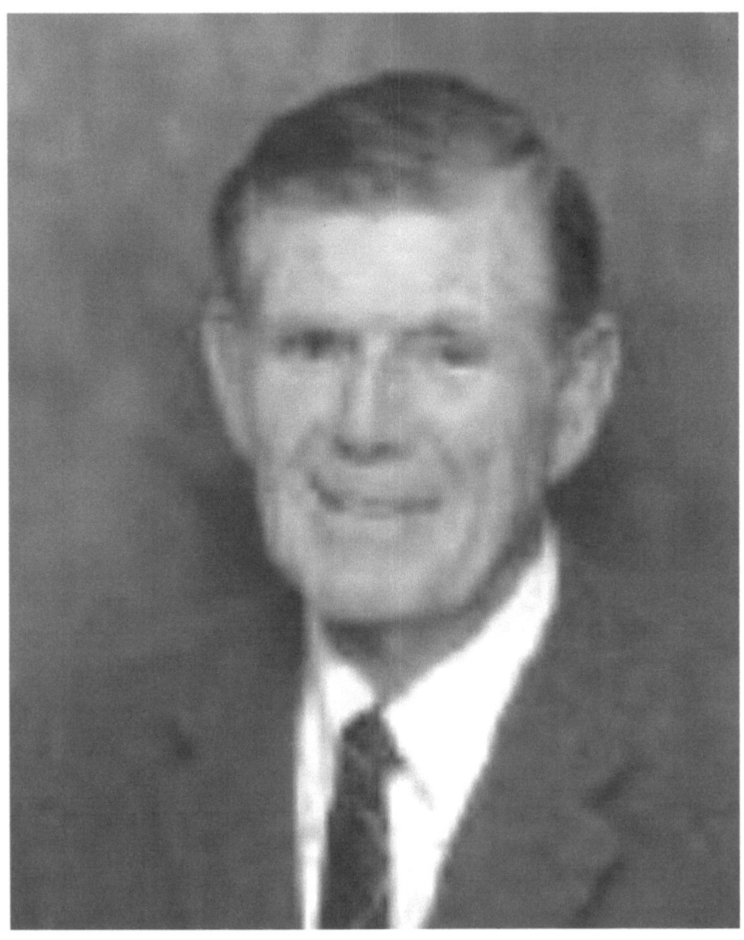

Figura-7: Bernard Ferguson, presidente da Associação Internacional de Faculdades de Medicina

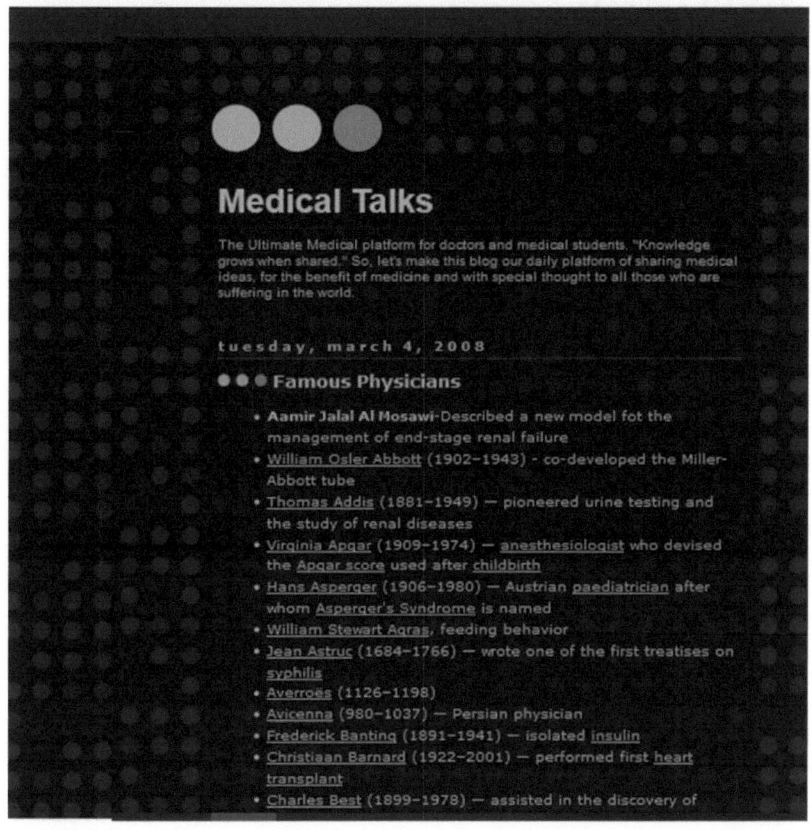

Figura-8: Aamir Jalal Al-Mosawi foi incluído numa lista de médicos famosos de todos os tempos por ter descrito a diálise intestinal [Acedido em 21st de julho de 2023]

CONCLUSÃO

Os pediatras iraquianos, apesar de enfrentarem numerosos desafios, têm feito progressos notáveis nas comunidades científicas internacionais em vários domínios. As contribuições do Dr. Aamir Jalal Al-Mosawi, em particular, reflectem o potencial do Iraque para produzir profissionais de saúde influentes a nível mundial. O seu impacto vai desde a investigação clínica pioneira e as terapias inovadoras até ao papel significativo na educação e na ética médicas. O apoio e o reconhecimento contínuos das realizações dos pediatras iraquianos são cruciais para promover os cuidados de saúde pediátricos e o progresso científico a nível mundial.

Os pediatras iraquianos foram pioneiros nos avanços dos cuidados de saúde pediátricos, introduzindo novas terapias e relatando doenças anteriormente não documentadas. As suas contribuições estendem-se à liderança editorial em revistas médicas de prestígio, à educação médica padronizada no Iraque e à publicação de livros médicos seminais reconhecidos mundialmente. Estas realizações sublinham o seu papel fundamental na melhoria dos cuidados pediátricos em todo o mundo e solidificam a sua posição como figuras influentes na investigação e educação pediátrica global.

Os pediatras iraquianos, como Aamir Jalal Al-Mosawi, ultrapassaram as fronteiras académicas e clínicas, dando contributos substanciais para a investigação e a educação pediátricas internacionais. O seu trabalho não só enriquece a literatura médica mundial, como também melhora o nível dos cuidados pediátricos em todo o mundo.

RECONHECIMENTO

Algumas das figuras deste livro foram incluídas em publicações de autores anteriores, mas o autor detém os seus direitos de autor.

Conflito de interesses: Nenhum.

REFERÊNCIAS

1-Al-Mosawi AJ. A nossa experiência com o programa de formação médica contínua (CME). O centro CME, Hospital Universitário em AL-Kadhimiyia. The New Iraqi Journal of Medicine (ISSN: 1817-5562, 1998037X) 2005; 1(3): 8-9. Doi: 10.5281/zenodo.38742 57.

2-Al-Mosawi AJ. Educação médica contínua: Principles, concepts, and standards. The New Iraqi Journal of Medicine (ISSN: 1817-5562, 1998037X) 2007; 3 (2): 32-35. Doi: 10.5281/zenodo.3876960.

3-Al-Mosawi AJ. Liderança Médica Académica: An overview of the emerging concepts and ideas. Revisões e relatórios médicos clínicos 2020; 2(3):1-3. Doi:10.31579/cmrr.20 20/014.

4-Al-Mosawi AJ. Liderança médica académica contemporânea: A concise textbook. Scholars' Press: 2022 (ISBN: 978-620-2-30491-7).

5-Al-Mosawi AJ. Princípios de liderança médica académica. LAP LAMBERT Academic Publishing: 2022 (ISBN-13:978-620-4-74976-1, ISBN: 6204749765).

6-Al-Mosawi AJ. Principles of training and development for physicians: Um livro de texto conciso. LAP LAMBERT Academic Publishing: 2022 (ISBN: 978-620-5-50079-8).

7-Al-Mosawi AJ. Produtividade científica de pediatras influentes de dez países árabes: Análise Researchgate.Canadian Journal of Biomedical research and technology (ISSN: 2582-3663) 2020 janeiro 22; 2(4):1-3.

8-Al-Mosawi AJ. ResearchGate Pontuação do RG na determinação dos pioneiros modernos da medicina. LAP LAMBERT Academic Publishing: Ago 2021 (ISBN-13: 978-613-9-84645-0, ISBN-10: 6139846455).

9-Al-Mosawi AJ. História da Medicina: As contribuições eminentes de pediatras iraquianos para conferências internacionais. Revista de acesso aberto de ciência e pesquisa biogenérica (ISSN: 2692-1081) Jul 2020; 2 (4): 1-8 Doi: 10.46718 / JBGSR.2020.01.000053.

10-Al-Mosawi AJ. Iraqi pediatricians' contribution to international journals editorship. LAP LAMBERT Academic Publishing: 2022 (ISBN-13: 978-620-4-73793-5, ISBN-10: 6204737937).

11-Al-Mosawi AJ. Cursos de formação médica acreditados no Iraque: Um estudo académico. LAP LAMBERT Academic Publishing: 2023 (ISBN: 978-620-6-75475-6).

12-Al-Mosawi AJ. Os melhores livros de medicina iraquianos de todos os tempos: History of medicine. LAP LAMBERT Academic Publishing: 2023 (ISBN: 978-620-6-75283-7).

13-Al-Mosawi AJ. Inovações clínicas pioneiras de nível mundial: Os fracassos do Comité do Prémio Nobel. Journal of Biomedical Research & Environmental Sciences 2020; 6(10): 246-248. Doi: 10.37871/jbres1150.

14-Al-Mosawi AJ. Idiopathic hyperuricosuria, hypercalciuria and infantile renal stone disease: new association and therapeutic approach. Therapy (Clinical practice) [p-ISSN: 2044-9038, e-ISSN: 2044-9046] Nov 2006:3(6): 755-757. Doi:10.2217/14750708.3.6.7 55.

15-Al-Mosawi AJ.Uma rapariga dismórfica com acrocefalia, convulsões, dedos longos e fusiformes e manchas vermelho-cereja: Uma nova associação? Minerva Oftalmologica 2010 junho; 52(2):63-64.

16-Al-Mosawi AJ. Retardo do Crescimento Mental, Microftalmia, Microcórnea, Colobomata da Íris e da Úvea, Hipopigmentação Ocular Transitória, Colobomata do Disco Ótico Contralateral e Dilatação do Terceiro Ventrículo: Uma Nova Síndrome. Jornal de Revisão Clínica e Relatos de Caso (ISSN: 2573-9565) 9 de outubro de 2019; 4 (9): 1-3. Doi: 10.33140/JCRC. 04.09.03.

17-Al-Mosawi AJ. Hipoparatiroidismo, Vitiligo, Poliose e Anemia Macrocítica: Uma nova síndrome. Revista de casos e relatórios clínicos (ISSN: 2582-0435) 2019 setembro, 5; 3 (2): 48-51.

18-Al-Mosawi AJ. Dismorfismo facial, atraso mental, dedos dos pés trifalângicos e agenesia renal unilateral: A New Syndrome. Invenção Internacional da Revista Científica (e-ISSN: 2457-0958) 2019 setembro; 3 (9): 683-686. Doi: 10.5281/zenodo. 4610627.

19-Al-Mosawi AJ. Inclinação inversa das sobrancelhas fendidas e das fissuras palpebrais: Uma nova síndrome congénita. Global Journal of Medical Research: F Doenças (ISSN: 2249-4618, p-ISSN: 0975-5888) Jan 2020 20; 20 (1): 1-5.

20-Al-Mosawi AJ. Atraso Psicomotor, Orelhas Pouco Posicionadas, Retrognatia, Dismorfismo Facial e Esquizencefalia: A New Dysmorphic Syndrome. J Pesquisa Clínica e Relatórios (ISSN: 2690-1919) fevereiro de 2020; 2 (3): 1-2. Doi:10.31579/2690-1919/021.

21-Al-Mosawi AJ. Hemihipertrofia Parcial Congénita, Orelhas Baixas, Hipertelorismo e Dobras Epicânticas: Uma nova associação sindrómica. Notas de Pesquisa Clínica 2020 fevereiro; 1(1): 1-4.Doi: 10.31579/crn.2020/0 03.

22-Al-Mosawi AJ. Atraso mental, hiperintensidade da substância branca periventricular na ressonância magnética cerebral, retinite pigmentosa, atrofia ótica: Uma nova síndrome genética. Revista Internacional de Estudos de Pesquisa em Ciências Médicas e da Saúde (ISSN: 2456-6373) 2020 junho; 5 (6): 01-05.

23-Al-Mosawi AJ. Hipoplasia renal unilateral não sindrômica autossômica dominante: uma condição não relatada anteriormente na literatura. Revista Internacional de Pesquisa em Radiologia (e-ISSN:

2663-4562, p-ISSN: 2663-4554) Jul 2020; 2(1): 18-19. Doi: 10.5281/ zenodo.7689196.

24-Al-Mosawi AJ. Autismo Atípico Associado a Gonadotrofina Elevada e Puberdade Precoce: Uma Associação Muito Rara ou uma Nova Síndrome Clínica? Biomedical Journal of Scientific & Technical Research (ISSN: 2574 -1241) 2021 Jan, 21; 33(2): 256 86-25689. Doi: 10.26717/ BJSTR.2021.33.005377.

25-Al-Mosawi AJ. Uma menina do Canadá com paralisia cerebral grave associada à hidrocefalia e mutação do substrato de interação da quinase D do gene 220-kDa (Kidins220): uma nova síndrome com achados únicos de imagem cerebral e um desafio terapêutico. TRIDHA Journal of Clinical Cases & Reports 2022; 2: 62-67. Doi: 10.5281/ zenodo.5759404.

26-Al-Mosawi AJ. Síndroma de Lennox-Gastaut na infância, orelhas em abano, criptorquidia unilateral: Uma nova variante. Jornal de imagens clínicas e relatórios de março de 2022; 1 (1): 1-6. Doi: 10.47363/JCIR/2022 (1)102.

27-Al-Mosawi AJ. Paralisia Cerebral e Autismo Associados a Hiperintensidade da Matéria Branca Periventricular em Imagens de Ressonância Magnética Cerebral: Uma nova perturbação e o seu tratamento. MedPress Psychiatry and Behavioral Sciences 2022; 1(1):1-4 [mppbs-202209007]. Doi: 10.5281/ zenodo.7181688.

28-Al-Mosawi AJ, Fewin L. O primeiro caso de síndroma de Niikawa-Kuroki no Cazaquistão associado a manchas de café com leite. G Ital Dermatol Venereol. 2009 Oct; 144(5):613-5.

29-Al-Mosawi AJ. O tratamento precoce de um menino da Virgínia com paralisia cerebral atáxica. Jornal de Pediatria e Saúde Infantil 2021 22 de maio; 2 (4): 1-5. Doi: 10.5281/zenodo. 4777413.

30-Al-Mosawi AJ. O tratamento inicial de uma menina do Texas com paralisia cerebral adquirida pós-infantil causada por lesão por submersão. Jornal de Pediatria e Medicina Neonatal (ISSN: 2694-5983) 23 de abril, 2022 (4): 1:1-4. Doi: 10.36266/JPNM/156

31-Al-Mosawi AJ. Um rapaz indiano com paralisia cerebral adquirida pós-infantil causada por lesão por submersão: Uma etiologia rara e um desafio terapêutico. Relatos de casos e práticas de pesquisa em MEDICINA (ISSN: 2771-4845) 9 de março de 2022; 2 (1): 41-44. Doi: 10.5281/ zenodo.6334880.

32-Al-Mosawi AJ. Uma rapariga do Qatar com paralisia cerebral adquirida pós-infantil causada por lesão por submersão: Uma Etiologia Rara e um Desafio Terapêutico. Pesquisa Clínica e Ensaios Clínicos (ISSN: 2693-4779) 07 de janeiro de 2022; 5 (1): 1-4. Doi:10.31579/2693-4779/073.

33-Al-Mosawi AJ. Tratamento de uma rapariga da Tunísia com autismo típico: Medicina baseada em evidências e opinião de especialistas.

Ciências Biomédicas e Biotecnológicas agosto, 2022; 1(2): 1-5. Doi: 10.5281/zenodo. 6971132.

34-Al-Mosawi AJ.Uma rapariga do Paquistão com autismo atípico: Opinião de especialistas e uma recomendação terapêutica. Revista Mundial de Radiologia e Imagem 07 Nov 2022; 1(1): 38-41.Doi: 10.5281/zenodo.7371723.

35-Al-Mosawi AJ. Um caso de autismo atípico com atraso mental num adulto do Canadá: Um artigo educacional e opinião de especialistas. Journal of Brain and Neurological Disorders (ISSN: 2642-973X) 17 de junho de 2023; 6(4): 1-5. Doi: 10.31579/2642-973X/058.

36-Al-Mosawi AJ. Um Paciente de Cuba com Autismo Clássico e o Tratamento Baseado em Evidências Recomendado: Um artigo educacional e uma opinião de especialista. Revista Internacional de Relatórios e Estudos Clínicos (ISSN: 2835-8295) 2024-03-14; 3 (2); 1-6. Doi:10.31579/2835-8295/054.

37-Al-Mosawi AJ. Síndrome de Sheppard Siegal (febre mediterrânica familiar): O valor do amiloide sérico a na decisão de diagnóstico e tratamento. Jornal de Pesquisa Clínica e Relatórios (ISSN: 2690-1919) abril de 2022; 11(1):1-5.Doi: 10.31579/26 90-1919/243.

38-Al-Mosawi AJ. Tratamento da síndrome de Williams: Medicina baseada em evidências e opinião de especialistas. Ciências Biomédicas e Biotecnológicas julho de 2022; 1(2): 1-3. Doi: 19. 0810/BBS.2022/0006.

39-Al-Mosawi AJ. Agenesia Renal Unilateral e a Conscientização da Síndrome de Mostyn Embrey. Jornal de Medicina Renal março de 2017; 1 (1): 1-4. Doi: 10.5281/zenodo.387 5737.

40-Al-Mosawi AJ. Síndrome de Semmola-Meryon-Duchenne: possível papel terapêutico dos suplementos nutricionais. Jornal Aberto de Nutrição e Ciências Alimentares 2019 dezembro; 1 (1): 1-5.Doi: 10.5281 / zenodo. 4005530.

41-Al-Mosawi AJ .Ruprecht Majewski-Bosma síndrome associada a defeito do septo atrial. Internacional de Relatos de Casos Clínicos e Revisões 2019 dezembro; 1(1): 1-3. 41-42-Al-Mosawi AJ. Síndrome de Virchow Seckel: O primeiro caso no Iraque e a documentação inicial da síndrome na literatura. SunKrist Journal of Neonatology and Pediatrics 2020; 2(1): 1-4. Data de publicação: junho, 2020. Doi: 10.46940/sjnp.02.1007. 42-43-Al-Mosawi AJ. Síndrome de Albarran Ormond: O primeiro caso histórico não relatado no árabe e a documentação inicial da síndrome na literatura. Jornal Global de Cirurgia e Técnicas Cirúrgicas agosto de 2020; 2 (1): 1-4 [1008]. Doi: 10.5281/ zenodo.4110345.

44-Al-Mosawi AJ. Doença de Seeligmüller Strümpell Philip na Infância: O primeiro caso no Iraque e uma revisão da documentação histórica inicial da doença na literatura. Asploro Journal of Pediatrics Child Health Sept 2020; 2(2):52-55.Doi: 10.36502/2020/ asjpch.6157.

45-Al-Mosawi AJ. Paralisia Facial Idiopática de Van Der Wiel-Friedreich: Um caso e uma breve revisão da documentação inicial do distúrbio na literatura médica. Jornal Online de Neurologia e Distúrbios Cerebrais (ISSN: 2637-6628) outubro de 2020; 4 (5): 386-388.Doi: 10.32474 / OJNBD.2020.04.00 0196.

46-Al-Mosawi AJ. Desenvolvimento de competências de diagnóstico em genética clínica: Síndrome de Van Der Hoeve-Waardenburg. Revista Biomédica de Pesquisa Científica e Técnica (ISSN: 2574-1241) 2020 novembro; 32 (1): 24650-24652. Doi: 10.26717/BJSTR. 2020. 32.005187.

47-Al-Mosawi AJ. Síndrome de Michail-Matsoukas-Theodorou Rubinstein. Anais de Pediatria e Saúde Infantil (ISSN: 2373-9312) 2020 novembro; 8 (10): 1212.

48-Al-Mosawi AJ. Síndrome de Esquirol-Séguin-Down associada a defeito do septo atrial e regurgitação tricúspide. Pesquisa e relatórios de cardiologia Jan 2022; 4 (1): 1-5.Doi:10.31579/2692-9759/033.

49-Al-Mosawi AJ. A Associação da Síndrome de Esquirol-Séguin-Down com Criptorquidia Bilateral: Relatório educacional e imagem de ultrassom. Revista Internacional de Pesquisa e Revisões em Endocrinologia, fevereiro de 2022; 2 (1): 01-03. Doi:10.5281/zenodo.597 1271.

50-Al-Mosawi AJ. Síndrome de Esquirol-Séguin-Down Associado a Hemangioma Hepático: Uma associação não relatada anteriormente na literatura. Relatos de caso e práticas de pesquisa em MEDICINA (ISSN: 2771-4845) março de 2022; 2 (1): 34-36. Doi: 10.5281/zenodo.6334870.

51-Al-Mosawi AJ. Síndrome de Esquirol-Séguin-Down associada a perturbações do ouvido interno: Um artigo educacional. Jornal Online de Neurologia e Distúrbios Cerebrais (ISSN: 2637-6628) 2023; 7(1):635-638.Doi: 10.32474/ OJNBD.2023.07.000252.

52-Al-Mosawi AJ. Síndrome de Sheppard Siegal (febre familiar do Mediterrâneo) com mutação homozigótica do gene M694v e genótipo do gene da amiloidose Saa1 1.1 / 1.5: documentando a ocorrência em uma menina iraquiana e uma recomendação terapêutica baseada em evidências. Revista Internacional de Pesquisa e Revisões em Endocrinologia 25 de janeiro de 2022; 2 (1): 01-04. Doi: 10.5281/zenodo.5893298.

53-Al-Mosawi AJ. Síndrome de Sheppard Siegal (febre mediterrânica familiar): O valor do amiloide sérico a na decisão de diagnóstico e tratamento. Journal of Clinical Research and Reports (ISSN: 2690-1919) abril de 2022; 11(1):1-5.Doi: 10.31579/26 90-19 19/243.

54-Al-Mosawi AJ. The Association of Gélineau's Syndrome (Narcolepsy without Cataplexy) With Childhood Poliomyelitis: An Educational Mini-Review. MedPress Psychiatry and Behavioral Sciences 2022; 1(1):1-3 [mppbs-202209005]. Doi: 10.5281/ zenodo.7181534.

55-Al-Mosawi AJ. O primeiro caso de síndrome de Richard Asher (síndrome de Munchausen) no Iraque. Journal of Internal Medicine & Health Affairs January (e-ISSN: 2836-2411) 2023-01-17; 2 (1):1-4.Doi: 10.58489/JIMH.011.

56-Al-Mosawi AJ. Síndrome do Óvulo Estragado de William Mackenzie: Uma Imagem de Ultrassom Educacional e Revisão. Clinical Trials and Case Studies (ISSN: 2835-835X) 2024; 3 (1): 1-3.Doi: 10.31579/2834-5126/048.

57-Al-Mosawi AJ. Genetic drift. Carta de Bagdade: Síndrome de Coffin-Siris numa rapariga com ausência de rim Am J Med Genet A. 2006 agosto; 140(16):1789-90. Doi: 10.1002/ ajmg.a.31337.

58-Al-Mosawi AJ. Síndrome de Coffin Siris com características autistas significativas. Jornal de relatórios de casos clínicos e médicos da SunKrist. agosto de 2019; 1(1): 1-3] Artigo n°: scmcrj-v1-1002]. Doi: 10.46940/scmcrj.01.1002.

59-Al-Mosawi AJ. O trigésimo quinto caso de cutis laxa tipo II (tipo Debre). Int J Dermatol. 2009 Jul; 48(7):755-7. Doi: 10.1111/j.1365-4632.2009.03933.x.

60-Al-Mosawi AJ. O primeiro caso de cutis laxa tipo II (tipo Debre) associado a defeito do septo atrial. Relatórios de casos médicos (ISSN: 2471-8041) 2017 18 de abril; 3 (2): 1-2. Doi: 10. 5281/zenodo.4009514

61-Al-Mosawi AJ. A nova ocorrência de opacidade da córnea em associação com o primeiro caso de síndrome de Aicardi num doente árabe. Minerva Oftalmologica setembro de 2010; 52 (3): 135-136.

62-Al-Mosawi AJ. O caso número 130 da síndrome de Townes Brocks. Cirurgia e estudos de caso: revista de acesso aberto em agosto (ISSN: 2643-6760) 2019; 3 (2): 1-2.Doi: 10.324 74 / SCSOAJ.2019.03.000158.

63-Al-Mosawi AJ. O sexagésimo quarto caso de síndrome de Churg Strauss pediátrica. Pesquisa Clínica e Ensaios (ISSN: 2059-0377) 2019 agosto; 5: 1-6. Doi: 10.15761/CRT.1000 272.

64-Al-Mosawi AJ. Síndrome de Vogt Koyanagi Harada unilateral pediátrico: O segundo caso no mundo. Relatórios de casos clínicos e médicos do MOJ (e-ISSN: 2381-179X) setembro de 2019; 9 (5): 108-109.Doi: 10.15406 / mojcr. 2019.09.00316.

65-Al-Mosawi AJ. Síndrome de Von Recklinghausen com anormalidades do gânglio basal do lado direito na ressonância magnética cerebral. Jornal de Pesquisa Clínica em Radiologia (ISSN: 2639-913X) janeiro de 2019; 2 (1): 1-3.

66-Al-Mosawi AJ. O vigésimo oitavo caso da síndrome de Chevalier Jackson congênita. Anais de relatos de casos clínicos (ISSN: 2474-1655) setembro de 2019; 4: 1-4 [1715].

67-Al Mosawi, A J. Síndrome de Adams Oliver com evidência de calcificações periventriculares na tomografia computadorizada do cérebro. Jornal de Pesquisa e Revisão de Cuidados Médicos (ISSN: 2589-8949/2589-8930) outubro de 2019; 2 (10), 224-227.

68-Al-Mosawi AJ. A síndrome da paralisia facial congénita e anotia unilateral. Pesquisa Clínica e Ensaios (ISSN: 2059-0377) novembro de 2019; 5: 1-2. Doi: 10.15761/CRT. 1000284.

69-Al-Mosawi AJ. O caso número 104 da síndrome de Kirk de Sanjad Sakati Richardson. Jornal de notas de pesquisa (ISSN 2641-1393) 24 de setembro de 2019; 2 (2): 1-3 [Artigo 1014]. Publicações Remedy LLC.

70-Al-Mosawi AJ. O terceiro caso da síndrome do bebê com pneu Michelin estendido associado a testículos não descidos, retardo mental e deficiência auditiva. O Novo Jornal Americano de Medicina de novembro de 2019; 1 (2): 1-3. Doi: 10.5281/zenodo.4003583.

71-Al-Mosawi AJ. Síndrome de Noonan com evidência de tomografia computadorizada de atrofia cerebral e ventriculomegalia. Jornal de pesquisa clínica e relatórios de dezembro de 2019; 1 (1): 1-3. Doi: 10.31579/JCRR/2019/003

72-Al-Mosawi AJ. O segundo caso de síndrome de Noonan no Iraque: A associação com defeitos cardíacos múltiplos únicos. Pesquisa e relatórios de cardiologia março de 2020 1 (1): 1-3. Doi:10.31579/CRR/2020/004.

73-Al-Mosawi AJ. O 58th Caso da Síndrome de Toriello-Carey: A Associação com Colpocefalia na Imagem de Ressonância Magnética do Cérebro e Tomografia Computadorizada. Jornal de Pesquisa Clínica em Radiologia (ISSN: 2639-913X) abril de 2019; 2 (2): 1-4.

74-Al-Mosawi AJ. Síndrome de Dandy walker com apresentação incomum e sinal radiológico incomum no Ct-Scan. Revista Internacional de Ciências da Radiologia (ISSN on-line: 2664-9829, ISSN impresso: 2664-9810) maio de 2019; 1 (1): 15-17.Doi: 10.1001/archpedi.1914. 02180010416002.

75-Al-Mosawi AJ. Microssomia hemifacial não sindrómica em duas crianças iraquianas. Jornal Global de Cirurgia e Técnicas Cirúrgicas outubro de 2019; 1 (1): 1-3 [Artigo No: gjsst-v1-1001] Doi: 10.5281/zenodo.3878437.

76-Al-Mosawi AJ. Síndrome de Mowat Wilson associada à deformidade dos pés em pseudo-rocker bottom. J Pesquisa Clínica e Relatórios (ISSN: 2690-1919) janeiro de 2020; 2 (3): 1-6. Doi: 10.31579/2690-1919/016.

77-Al-Mosawi AJ. O trigésimo quarto e o trigésimo quinto casos da síndrome de Goldberg Shprintzen. J Pesquisa Clínica e Relatórios (ISSN: 2690-1919) fevereiro de 2020; 3 (1): 1-4. Doi:10.31579/2690-1919/031.

78-Al-Mosawi AJ. Síndrome de Goldberg Shprintzen: Uma nova abordagem terapêutica. Relatórios de casos clínicos e médicos da CE outubro de 2020; 3 (11): 115-123. Doi: 10.5281/zenodo. 4289104

79-Al-Mosawi AJ. Síndrome de Goldberg Shprintzen: A nova associação com anorquia unilateral congénita (monorquismo). Jornal de imagens clínicas e médicas Relatórios de casos novembro de 2021; 1(1): 1-4 [1009].Doi: 10.5281/zenodo.5675760.

80-Al-Mosawi AJ. O caso número 52 da síndrome de Ruprecht Majewski-Bosma associada a defeito do septo atrial. Jornal Global de Doenças Raras fevereiro de 20205(1): 001-003. Doi: 10.17352/2640-7876.000019.

81-Al-Mosawi AJ. O caso quarenta e um de ectopia renal não fundida cruzada. Revista Internacional de Inovações Recentes em Medicina e Pesquisa Clínica (ISSN: 2582-1075) maio de 2020; 2 (1): 17-21.

82-Al-Mosawi AJ. Síndrome de hiperimunoglobulina E de Davis Buckley associado a deficiência de IgA: O segundo caso. Anais de Pediatria e Saúde Infantil (ISSN: 2373-9312) novembro de 2020; 8 (10): 1210-1211.

83-Al-Mosawi AJ. Postite em criança circuncidada: Uma condição não relatada anteriormente na literatura. Arquivos de Urologia (ISSN: 2638-5228) 2020 Dez; 3 (2): 16-18. Doi: Doi.org/10.22259/2638-5228.0302002.

84-Al-Mosawi AJ. O caso número 112 de ascite quilosa congénita e o seu tratamento bem sucedido. Ata Scientific Gastrointestinal Disorders (ISSN: 2582-1091) maio de 2022; 5 (5): 16-21.

85-Al-Mosawi AJ. O Primeiro Caso de Neuroendócrino-Adenocarcinoma Gástrico Familiar Não Sindrómico no Iraque. Jornal de Estudos Médicos e Clínicos (ISSN: 2582-0869) 2023; 6 (3): 1-5.Doi: 10.36266/JMCS/195.

86-Al-Mosawi AJ. Leadership in Medicine and Healthcare: Uma visão geral dos conceitos e princípios emergentes. Revista Lupina Online de Ciências Médicas (ISSN: 2641-1725) dezembro de 2019; 4(1): 344-351.Doi: 10.32474/ LOJMS.2019.04.000179.

87-Al-Mosawi AJ. An Introduction to Contemporary Academic Medical Leadership [Introdução à Liderança Médica Académica Contemporânea]. Journal of Advances in Social Science and Humanities (ISSN: 2795-9481) maio de 2022; 08 (04):86-101.

88-Al-Mosawi AJ. Conhecimentos de formação essenciais para os médicos que trabalham no domínio da formação e desenvolvimento profissional e instrução das escolas de medicina. Pesquisa e revisões sobre cuidados de saúde: Revista de acesso aberto (ISSN: 2637-6679) novembro de 2019; 4; 3: 347-367.Doi: 10.32474/RRHOAJ. 2019.04.000187

89-Al-Mosawi AJ. Instrução moderna em medicina: An overview. Revista internacional de ciências médicas e investigação académica (ISSN 2582-7197) agosto de 2022; 03 (4):1-24.

90-Al-Mosawi AJ. Sistema de saúde do Iraque: Uma atualização. Jornal online de ciências médicas do Lupin (ISSN: 2641-1725) janeiro de 2020; 4 (3): 404-411. Doi: 10.32474/LOJMS.2020. 04.000190.

91-Al-Mosawi AJ. Sistema de saúde do Iraque antes da pandemia de Covid-19. Revista Internacional de Estudos de Pesquisa em Ciências Médicas e da Saúde (ISSN: 2456-6373) dezembro de 2020; 5 (12): 1-8. Doi: 10.5281/zenodo.43351 71.

92-Al-Mosawi AJ. Sistema de saúde do Iraque: O primeiro ano da pandemia de covid-19. Jornal de Pesquisa Clínica e Laboratorial (ISSN: 2768-0487) setembro de 2021; 3 (4): 1-18. Doi:10.31579/2768-0487/042.

93-Al-Mosawi AJ. Princípios de formação e desenvolvimento para médicos. MedPress Psychiatry and Behavioral Sciences 2022; 1(1):1-13 [mppbs-2022 09004]. Doi: 10.5281/ zenodo.7181584.

94-Al-Mosawi AJ. Princípios de edição de revistas médicas e edição médica. Archives of Urology and Nephrology (e-ISSN: 2836-5828) dezembro, 23, 2022; 1(1):1-37. Doi: 10.58489/AUN.001.

95-Al-Mosawi AJ. O índice H: Um artigo educacional. Ciências Clínicas e Investigação Clínica março de 2023; 2 (1): 1-15. Doi: 10.5281/zenodo.77339 01.

96-Al-Mosawi AJ. Super Elite Pediatricians from 146 Developing Countries: Researchgate Analysis. Journal of Advances in Social Science and Humanities (ISSN: 2795-9481) maio de 2022; 08 (05): 140-154.

97-Al-Mosawi AJ. Modern Pioneers of Pediatric Psychiatry (Pioneiros modernos da psiquiatria pediátrica). LAP LAMBERT Academic Publishing: 2024 (ISBN: 978-620-7-65042-2).

98-Al-Mosawi AJ. Evolution and Pioneers of Pediatric Nephrology: A Journey through History. LAP LAMBERT Academic Publishing: 2024 (ISBN: 978-620-7-65264-8).

99-Al-Mosawi AJ. Contemporary Pioneers of Pediatric Neurology from the Developing World (Pioneiros contemporâneos da neurologia pediátrica do mundo em desenvolvimento). LAP LAMBERT Academic Publishing: 2024 (ISBN: 978-620-7-65392-8).

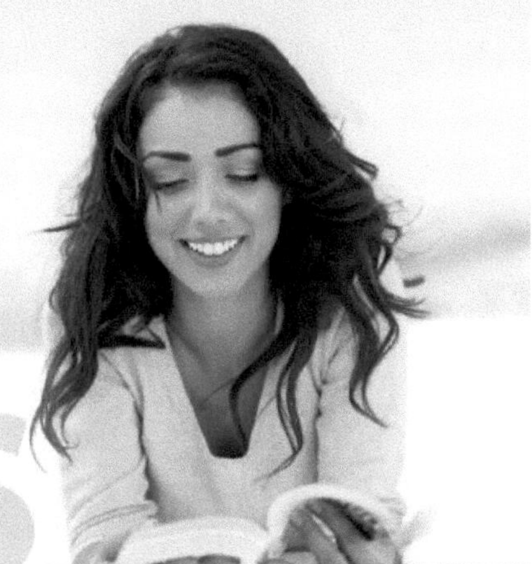

Buy your books fast and straightforward online - at one of world's fastest growing online book stores! Environmentally sound due to Print-on-Demand technologies.

Buy your books online at
www.morebooks.shop

Compre os seus livros mais rápido e diretamente na internet, em uma das livrarias on-line com o maior crescimento no mundo! Produção que protege o meio ambiente através das tecnologias de impressão sob demanda.

Compre os seus livros on-line em
www.morebooks.shop

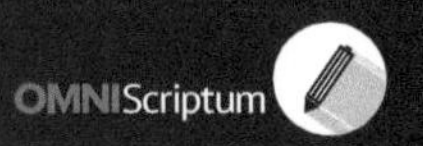

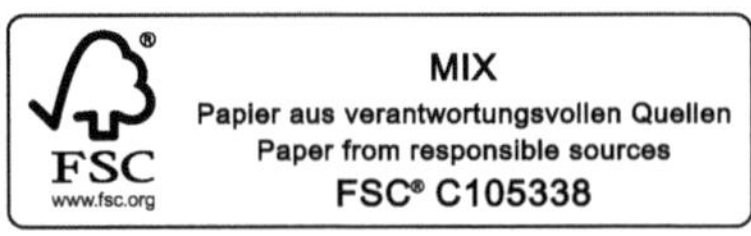

Printed by Books on Demand GmbH, Norderstedt / Germany